بسم الله الرحمن الرحيم

الطب الطبيعي

المختار من

تذكرة داود للتداوي بالأعشاب

الطب النبوي وقاية وشفاء

الطب الطبيعــي

المختار من

تذكرة داود للتداوي بالأعشاب

الطب النبـوي وقاية وشفاء

تأليف

د. أحمد توفيق حجازي

الطبعة الأولى

٢٠٠٨م - ١٤٢٧هـ

رقم الإيداع لدى المكتبة الوطنية (٢٠٠٧/١/٧٧)

٦٦١٥,٨٨٢
حجازي، أحمد توفيق
الطب الطبيعي المختار من تذكرة داود للتداوي بالأعشاب/ أحمد توفيق حجازي
عمان: دار غيداء ٢٠٠٦

( ) ص
ر.أ: (٢٠٠٧/١/٧٧)
الواصفات: /النباتات الطبية / الطب الشعبي //المعالجة
*تم أعداد بيانات الفهرسة والتصنيف الأولية من قبل دائرة المكتبة الوطنية

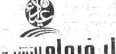

دار غيداء للنشر والتوزيع

تلاع العلي- شارع الملكة رانيا العبدالله   مجمع العساف التجاري-الطابق الأول
تلفاكس: ٥٣٥٣٤٠٢ ٦ ٩٦٢+   خلوي:٩٦٢٧٩٥٦٦٧١٤٣+
ص.ب:٥٢٠٩٤٦عمان ١١٥٢ الأردن   E- mail:darghidaa@gmail.com

المحتويات

المقدمة:

جعل الخالق النباتات غذاء لا تستغني عنه الحياة. وقد أوجد فيها أيضا الدواء والعلاج الشافي من الأمراض المختلفة.

كما أودع سبحانه للحيوان الذي لا يعقل غريزة الاهتداء إلى نوع العشب والنبات الذي يشفيه من مرضه. وترك للإنسان العاقل أن يهتدي للأعشاب والنباتات التي تشفيه من الأمراض بالتجارب والخبرة والدراسة والاستنتاج.

وهناك حاليا توجه كبير في الأوساط المعنية بالصحة العامة للعودة إلى التداوي بالأعشاب والنباتات الطبية، وذلك لتخفيف وتجنب العوارض الكثيرة ومنها الخطرة التي تصاحب المعالجة بالأدوية المركبة والإضافات الكيماوية. ونتيجة لذلك كان إعلان منظمة الصحة العالمية بضرورة العودة إلى الطبيعة والتداوي بالأعشاب والنباتات الطبيعية.

وقد أكدت الدراسات الحديثة أن طب الأعشاب والنباتات هو الأساس الذي يقوم عليه حاليا الطب الحديث.

كما أكدت الاكتشافات العلمية دقة ما توصل إليه الأطباء القدماء كابن سينا والرازي وداود الأنطاكي وغيرهم منذ مئات السنين.

فسبحان الخالق الذي أوجد الداء والدواء، وقدر المرض والشفاء، يقول تعالى: {يخرج من بطونها شراب مختلف ألوانه فيه شفآء للناس إن في ذلك لآية لقوم يتفكرون}. ويقول الرسول صلى الله عليه وسلم: «ما أنزل الله من داء، إلا أنزل له شفاء».

وقد احتوى القرآن الكريم على العديد من قواعد الصحة السليمة، فقال سبحانه وتعالى: {خذوا زينتكم عند كل مسجد وكلوا واشربوا ولا تسرفوا إنه لا يحب المسرفين} [الأعراف: ٣١].

وقد حاربت الشريعة الإسلامية مصادر العدوى والمرض، سواء كان ذلك بنقلها من الشخص المريض إلى الشخص السليم بواسطة حاملي الجراثيم، أو العدوى من الحيوانات، بطريقة التنفس، أو بالطعام، أو الشراب، أو الملامسة، أو بالحشرات، أو بتلوث البيئة وغيرها، فأباحات الطيبات وحرمت الخبائث، يقول تعالى: {ويحل لهم الطيبات ويحرم عليهم الخبائث} [الأعراف: ١٥٧].

وعالجت الأحاديث النبوية الشريفة نظافة الإنسان، لأن من أهداف الطب النبوي أن يحفظ الصحة البدنية وأن يزيل المرض بالإضافة إلى علاج القلوب والنفوس. فالإسلام جاء بالمنهج القويم في الطب الوقائي. يقول النبي صلى اللـه عليه وسلم: «أرأيت إن كان على باب أحدكم نهر جار يغتسل منه خمس مرات في اليوم أيترك على بدنه درنا؟». وعن ابن عمر قال الرسول صلى اللـه عليه وسلم: «طهروا هذه الأجساد طهركم اللـه». رواه الطبري.

ودعانا الرسول صلى اللـه عليه وسلم للأخذ بالأسباب فقال: «يا عباد اللـه تداووا، فإن اللـه عز وجل لم ينزل داء إلى أنزل له شفاء، علمه من علمه، وجهله من جهله». في الصحيحين عن عطاء، عن أبي هريرة، وفي مسند الإمام أحمد. وقال الرسول الكريم أيضا: «لكل داء دواء، فإذا أصيب دواء الداء، برأ بإذن اللـه عز وجل». صحيح مسلم.

كما أعطت الأحاديث النبوية إرشادات محددة تهدف وقاية وسلامة المجتمع ذكره الرسول صلى اللـه عليه وسلم في العدوى وصحة البيئة والتغذية والنظافة الشخصية، وهذه لا تختلف عما يقوله العلم في العصر الحديث عن الأمراض الانتقالية والأوبئة.

والسنة النبوية قد وصفت دستور الطب العلاجي ودعت للممارسة العلاجية والأخذ بأسباب التداوي العلاجية.

ومن خير الكلام ما جاء على لسانه صلى اللـه عليه وسلم: «إن لجسدك عليك حقا وإن لنفسك عليك حقا فأعط كل ذي حق حقه». كما أن هنالك العديد من الأدوية والأغذية المميزة جاءت على لسانه صلى اللـه عليه وسلم.

وهكذا يتبين أن الطب النبوي يعتبر نموذجا يحتذى في كل علاج طبيعي.

الدكتور الصيدلي

أحمد توفيق حجازي

داود الأنطاكي

داود الأنطاكي هو الشيخ داود بن عمر الأنطاكي المعروف بالبصير. ولد بأنطاكية من بلاد الشام سنة ٩٥٠هـ. بدأ رحلته العلمية بحفظ القرآن ولما يبلغ السابعة من عمره، ثم تدرج في الدراسات إلى أن قرأ المنطق، والرياضيات، وشيئا من الطبيعيات، ودرس اللغة اليونانية فأتقنها. وبوفاة والده انتقل إلى مصر ومر أثناء سفره إليها بدمشق وغيرها من مدن الشام، واجتمع بعلمائها وأخذ عنهم. ثم أقام بمصر وشرع في تأليف الكتب، فكانت أشهر تآليفه تذكرته المشهورة. وله أيضا كتاب «البهجة والدرة المنتخبة في ما صح من الأدوية المجربة»،وكتاب «غاية المرام ونزهة الأذهان في إصلاح الأبدان»، وشرح قصيدة ابن سينا الذي يتكلم فيها عن النفس، وله أيضا رسالة في الهيئة و«كفاية المحتاج في علم العلاج»، و«شرح القانون لابن سينا في الطب»، و«استقصاء الملل ومشافي الأمراض والعلل» في الطب، و«طبقات الحكماء» وكثير غير ذلك من الشروح والرسائل.

كان داود الأنطاكي ضريرا لا يبصر، وإنما لقب بالبصير لما كان عنده من حدة الذهن وحسن البصيرة. عرف بأنه سريع البديهة، يسأل عن الشيء من الفنون، فيملي على السائل رسالة في سؤاله، وفي هذا المعنى يقول المحبي صاحب خلاصة الأثر:

وقد شاهدت رجلا سأله عن حقيقة النفس الإنسانية فأملى عليه رسالة عظيمة. وكان فيه دعابة، وحسن سجايا، وكرم، وخوف من المعاد، وخشية من الله، وكان يقوم الليل إلا قليلا، ويتبتل إلى ربه تبتيلا، وكان إذا سئل عن شيء من العلوم الحكمية، والطبيعية، والرياضية أملى ما يدهش العقل بحيث يجيب عن السؤال بنحو الكراسة.

ويحكي عن فطنته وقوة ذاكرته أمور كثيرة، فمن ذلك أن رجلا أتاه ذات يوم وقال له ما يقوم مقام اللحم، فقال البيض، ثم غاب عنه سنة وجاءه وهو منهمك في تركيب بعض الأدوية فقال له على غرة وبأي شيء يقلى قال بالسمن. وتوفي داود بمكة، وكان ذلك سنة ١٠٠٨ هجرية.

والتذكرة معجم ضخم مرتب حسب الأحرف الهجائية، يصل مجموع صفحاته إلى ٦٥٠ صفحة، وقد قسمه داود إلى ثلاثة أجزاء كل منها عبارة عن كتاب كامل... وقد جعل من الجزء الأول تفصيلا لعدد كبير يزيد على الثلاثة آلاف نبات وعشب، وخصص الجزأين التاليين للوصفات الطبية، ومعالجة الأمراض المختلفة، وهي أيضا مقسمة تبعا للحروف الهجائية.

وتحتوي التذكرة على مجموعة كبيرة من الرقى والتعاويذ والأحجبة، هذا بجانب الأدعية المختلفة، وتحتوي التذكرة كذلك على أجزاء مفصلة لعلوم الجغرافيا والهندسة والفلاحة وعلوم الفراسة والطب البيطري، وغير ذلك من علوم مختلفة... هذا كله جنبا إلى جنب مع الوصفات الطبية ووصف لأعراض الأمراض المختلفة.

ويقول داود إنه كتب تذكرته في ربيع الآخر من شهور سنة ست وسبعين وتسعمائة من الهجرة.. أي إنه كتب التذكرة وعمره ٢٦ سنة.. أما عن كيفية جمع كل هذه الوصفات وخصائص النباتات والأعشاب التي جاءت بتذكرته فهو يقول عن هذه الخصائص والوصفات... «قد أتقن السلف رحمهم اللـه تعالى ذلك حتى وجدناه مهذبا مرتبا، فنحن كالمقتبسين من تلك المصابيح والمغترفين من تلك البحور...»

ويقول في موضع آخر من التذكرة... «إنا ننتخب لب كتب تزيد على مائة في الأقربازنيات، وهو علم الأدوية والعقاقير»... فداود قد طالع كتب السالفين، واختار منها ما صدق نفعه منها، وثبتت فائدته، وهو في هذا يرجع إلى الأصل في كل

العلوم.. إلى التجربة... فإذا جاءت النتيجة صادقة مع ما جاء بالوصفة، فهي إذن نافعة لعلاج هذا الداء...

وكانت أهم الكتب الطبية التي استقى من مصادرها أجزاء تذكرته.. «القانون في الطب» للشيخ ابن سينا، وكتاب «العقاقير البسيطة» لجالينوس، وكتاب «كنا الطب» للراهب السكندري أهرون، وكتاب «الحاوي» و«الأقربازين» لأبي بكر الرازي و«الجامع لمفردات الأدوية والأغذية» لابن البيطار، و«الأدوية المفردة» للخافقي... وغير ذلك من الكتب، التي كانت تحوي بين دفتيها بجانب ذكر الأدوية والعقاقير وطريقة تركيب الوصفات من الأعشاب والنباتات، على روحانيات وأحكام الجان وتعاويذ ورقى وأحجبة، وبخور، وتأثير البروج المختلفة على الأمراض، ولم يترك داود ذلك كله دون أن يأخذ منه ويضمه إلى تذكرته الطبية.. ولم يتوقف الحكيم داود عند هذا الحد، فقد قام بصنع العديد من الوصفات وجربها في شفاء بعض الأمراض، وأتت بنتائج باهرة، فضمها إلى تذكرته...

ويقول داود إن سر الوصفات وخصائص الأعشاب وفوائدها يعود إلى ثلاثة أشياء.. أولها.. الوحي.. فقد نزل بعضها على الأنبياء.. وعند الحكماء أن أول من أوحى إليه بها -بفوائد الأعشاب والنباتات- «هرمس المثلث» واسمه في التوراة «أخنوخ» وفي العربية «النبي إدريس» وسمي بالمثلث لأنه جمع بين النبوة والحكمة والملك... وعند الكلدانيين أن آدم عليه السلام تقدم ببعض الفوائد والوصفات الطبية، وأن القمر -كما جاء بكتب الكلدانيين- كان يخاطبه بفوائد النبات والحيوان.. وأن «ثيا» والمعروف عندهم بآدم الثاني ادخرها في هياكل من النحاس، حين رأى الطوفان ودفنها بالجبل المعلق، وأن إدريس زادها بسطا، أي أنه أضاف وشرح بعضها وبسطه... ومن هؤلاء الأنبياء سليمان عليه السلام وقد أوحى الله إليه بغالب العقاقير، وأخذها عنه سقراط.. وقد صح عن النبي محمد صلى الله عليه وسلم الأخبار بذلك من طرق عديدة، من الوحي والإلهام والمنامات، وقد حصل بهما شيء كثير من الأدوية للحكماء والأطباء.

أما الأمر الثاني لمعرفة سر الوصفات وفوائد النباتات فهو التجربة وشرطها النتيجة، والصحة بعد؛ أي إن تجربة العقار أو الوصفة تجرب مرة بعد الأخرى، فإذا ثبتت صحتها في تحصيل الشفاء فهي وصفة صحيحة.. ويقول داود إن التجربة نوعان، نوع مطلق وفيه لا تتقيد الوصفة بشروط بل تأتي حصادها بالشفاء لنفسها دون أي قيد، والنوع الثاني من التجربة وهو الخاص وتكون الوصفة مقيدة بشروط لا تأتي بالشفاء، إلا في تحقيق هذه الشروط وانسجامها مع الوصفة نفسها.

والأمر الثالث في معرفة فوائد النبات والاطلاع على سر الوصفات الطبية، فهو القياس، وقانون العمل به أن الطبيب ينظر فيما ثبت نفعه لمرض ما أو لشيء، ويعرف طعمه ورائحته ولونه وسائر أعراضه اللازمة، ثم يلحق به كل ما شاكله في ذلك، أي أنه يختبر الأعشاب والنباتات المختلفة، فإذا جاء أحدهم مماثلا لعشبة أو نبات، كان قد ثبت فعله الشفائي لمرض.. فإن هذا العشب يضاف في الفعل إلى مثيله، وهذا هو القياس، وهو يعتمد على الأمرين الأولين، أي الوحي والتجربة.

قال ابن العماد الحنبلي مثنيا على داود: معرفته آية له باهرة، وكرامة على صدق دعواه ظاهرة.

وقال تلميذ داود الخفاجي: لم تر العين مثله بل لم تسمع الآذان، ولم تحدث بأعجب من مسائل الركبان، إذا جس نبضا لتشخيص مرض عرض، أظهر من أعراض الجواهر كل عرض، فيفتن الأسماع والأبصار، وله في كل علم سهم مصيب، ومنطق محلى بتذهيب التهذيب، وكنت قرأت عليه الطب وغيره في سن الصغر فسمعت ما يغار له نسيم السحر.

وقال الزركلي: عالم بالطب والأدب، كان ضريرا، انتهت إليه الأطباء في زمانه.

نصائح عامة من التذكرة

ليس بالدواء وحدة يشفى الإنسان المريض، بل هناك سبيل يجب أن يشمل سلوك الشخص وحياته، جنبا إلى جنب، مع العلاج بالأدوية، والسلوك الصحي لا يتعلق بالمرض والمرضى فقط، بل وبالأسوياء كذلك.

يقول داود في التذكرة.. أنه لا يجب إدخال طعام على آخر قبل هضمه، ولا يجوز التملي (إملاء المعدة) حيث تسقط الشهوة للطعام، بل يقطع وهي باقية، وهذا الكلام قال به الرسول الكريم صلى اللـه عليه وسلم، فقد قال: «نحن قوم لا نأكل حتى نجوع وإذا أكلنا لا نشبع» وقد جاء في القرآن الكريم قوله تعالى {كلوا واشربوا ولا تسرفوا} [الأعراف: ٣١].

يقول داود على لسان «ابقراط»: بالغ في الدواء ما أحسست بمرض ودعه، ما وثقت بالصحة وأخذ الدواء عند الاستغناء عنه كتركه عند الحاجة إليه.

وقد قال الرسول صلى اللـه عليه وسلم: «المعدة بيت الداء والحمية رأس الدواء» وقال أيضا «جوعوا تصحوا» وفي موضع آخر قال عليه السلام: «حسب ابن آدم لقيمات يقمن صلبه، فإن كان ولا بد فاعلا فثلث لطعامه وثلث لشرابه وثلث لنفسه».

يقول داود في موضع آخر من التذكرة: المعالجة بالدواء الواحد خير من المعالجة بالمركب، والمعالجة بالدواءين خير من الثلاثة. والمقصود من هذا القول الإقلال من تناول الأدوية بقدر الإمكان، وذلك لأن الدواء -كما يقول ابن سينا- إذا دخل الجسم ولم يجد مرضا يفتك به فتك بالصحة نفسها. هذا بعكس ما يفعل كثير من أطباء اليوم، حيث توصف عدة أدوية مختلفة في الروشتة، لعل أحد هذه الأدوية ينفع من المرض ويشفي.

ومن نصائح داود: أن شرب الدواء بماء بارد يمنع الغثيان (القيء)، ويقول أيضا إن تقطير دهن اللوز في الأنف يساعد على النوم، وكذلك أكل اللوز وخلطه بالطعام كما يقول: إن إدامة الهموم تذيب الشحم وتفسد اللحم ـ أي تنقص الوزن، وتساعد على تفاقم المرض ـ وتواتر الذات ـ التوتر والقلق ـ يفسد الدم مثل العشق، ومحبة الأموال والرياسة تفسد الدم والهضم، وتورث مفاسد لا تحصى.

ومن نصائح داود: إن شرب مغلي ورق الخوخ يسقط دود البطن.. ومن صوته أبح أو أجش عليه أن يكثر من أكل الكرنب (الملفوف) أو الفجل... ويقول من ضمد عينيه بورق الورد حفظ عينيه، ومن أكل قشر الليمون أو ورقه نقعه من شرب السموم، وإذا وضعت إسفنجة مغموسة في ماء ورد ويسير (قليل) من خل على ثدي وارم نفعته. وإن تجفيف الثوم وشربه ينفع من الربو وضيق النفس. والحلبة تنفع من ضيق النفس والربو.

صناعة الأدوية من الأعشاب والنباتات الطبية

لصنع الأدوية من الأعشاب والنباتات الطبية بطرق متعددة بعضها سهل بسيط يمكن تحضيره في المنزل، والبعض الآخر صعب معقد ويحتاج صنعه إلى خبرة ومعلومات صيدلانية وأدوات خاصة.

وسنبين فيما يأتي مختلف الطرق السهلة البسيطة التي يمكن اللجوء إليها في المنزل دون خبرة سابقة:

عصير الأعشاب والنباتات الطبية:

تجمع الأعشاب والنباتات المراد استخلاص العصير منها على أن تكون طازجة وغير جافة. وتفرم في «مفرمة اللحم» أو «المولينكس» أو تدق في جرن حجري «جرن الكبة» وهذا أفضل، ثم يصفى منها العصير بوضعها مفرومة أو مدقوقة في قطعة من الشاش. ثم تعصر باليد أو بواسطة المكابس الخاصة. ويحفظ عصيرها في أوان زجاجية أو فخارية تغطى فتحتها بغطاء محكم السد لا ينفذ منه الهواء. هذا العصير في مثل هذه الأواني يمكن حفظه في البراد لمدة أسبوع دون أن يصاب بفساد أو يفقد خواصه.

ويلاحظ أن عصير النبتة يختلف عن عقارها المجفف... لأن الكثير من المواد العلاجية تتكون في النبتة أثناء جفافها، فيختلف لذلك تركيبها الكيماوي عن مثله في العصير المستخرج منها وهي طازجة غضة.

شراب الأعشاب والنباتات الطبية:

يصنع من طبخ العصير المستخرج كما ذكرنا مع السكر، أو العسل، وهذا أفضل. ويمكن أن يبالغ في غلي الشراب هذا إلى أن يتماسك قوامه، فيقطع إلى قطع صغيرة تجف وتتصلب بعد أن تبرد ويتكون منها ما يسمى بالملبس.

عسل الأعشاب والنباتات الطبية:

يحضر بغلي العصير بضعف كميته من عسل النحل لبضع دقائق، يرفع في أثنائه الزبد المكون فوقه، ويعبأ بعد ذلك في الزجاجات. هذه الطريقة في استعمال الأعشاب والنباتات الطبية يفضل استعمالها في معالجة الأمراض الصدرية، أي أمراض الرئة على اختلاف أنواعها ولمدة بضعة أسابيع.

صبغة الأعشاب والنباتات الطبية:

الصبغة Tincture، محلول كحولي، أو ماء كحولي. الصبغة في التعبير الطبي (الصيدلاني) تعني دائما الدواء محلولا في كحول نقي لا تقل نسبة الكحول فيه عن ٢٠ –٤٠%. والصبغة يمكن تحضيرها من الأعشاب والنباتات الطبية الغضة، ومن المجففة أيضا على السواء.

لتحضير الصبغة توضع الكمية المحددة من الأعشاب والنباتات الغضة بعد تقطيعها إلى قطع صغيرة في زجاجة، وتضاف إليها الكمية المناسبة من الكحول، ثم تسد الزجاجة سدا محكما وتترك في مكان لا تقل حرارته عن ١٥-٢٠ درجة مئوية لمدة ثلاثة أسابيع، على أن تخض الزجاجة في أثنائها مرارا عديدة، وبعد ذلك تصفى محتويات الزجاجة بقطعة من الشاش وتعصر جيدا لاستخراج السائل كله منها، وبذلك تنتهي عملية تحضير الصبغة المطلوبة.

تحتفظ الصبغات بمفعولها لمدة بضع سنوات. ولكن من المستحسن تجديدها كل سنة. وتستعمل الصبغات بقطارات تقطر على كمية قليلة من الماء أو على قطعة صغيرة من السكر.

زيوت الأعشاب والنباتات الطبية:

تصنع بنفس الطريقة التي تصنع بها الصبغات، بالاستعاضة عن الكحول بزيت نقي، من زيت الزيتون أو سواه. وبإطالة مدة نقع الأعشاب والنباتات الطبية فيه إلى

٤ أسابيع. يوضع المنقوع منها أثناء النهار في الشمس، ثم يصفى بعد ذلك كالصبغات.

مرهم الأعشاب والنباتات الطبية:

يعمل بغلي العصير في كمية من «اللانولين» (شحم الصوف اللامائي) Lanolin أو شحم الخنزير Lord، أو الفزلين Vaseline أو زبدة الحليب غير المملحة، لطرد أكبر كمية من الماء فيه.

مسحوق الأعشاب والنباتات الطبية:

يعمل من دق الأعشاب والنباتات الطبية الجافة في أجران من الفخار أو الحجر إلى أن تنعم تماما. ويستعمل المسحوق عادة ضمن البرشام أو بمزجه مع كمية من العسل أو الحليب أو عصير الفواكه أو مع قليل من الماء.

شاي الأعشاب والنباتات الطبية:

يعمل من الأعشاب أو النباتات المجففة بثلاث طرق مختلفة:

أ- طريقة النقع:

وفيها يوضع العقار الجاف في كمية من الماء البارد لمدة (٥-٧) ساعات ثم يصفى منها الماء بعد أن يكون قد حل من العقار مواده المطلوبة. وهذه الطريقة تناسب العقاقير الصلبة كالجذور - مثلا - جذور عرق السوس وغيرها.

ب- طريقة المستحلب:

وفيها يوضع العقار في إناء فخاري - غير معدني - وتضاف إليه الكمية اللازمة من الماء بدرجة الغليان، ثم يغطى الإناء ويترك ليصفى بعد (١٠-١٥) دقيقة. وهي تناسب الزهور والأوراق الغنية بالزيوت العطرية والتي تتبخر زيوتها إذا غليت في الماء.

ج- طريق الغلي:

تستعمل عادة للقشور -لحاء- والجذور. وفيها يوضع العقار في الماء البارد بالنسب والكميات المطلوبة، ثم يسخن إلى درجة الغليان ويستمر في غليه مدة طويلة أو قصيرة حسبما يتطلبه العقار. وبعد انتهاء الغلي يترك المغلي مدة (١٠) دقائق ويصفى بعدها كما سبق وصفه. وطريقة الغلي هذه تستخرج من العقار المغلي الأملاح المعدنية والمواد القابضة (الدابغة) وهذه لا تنحل إلا بالماء بالغلي وببطء أيضا. والشاي بأنواعه السالفة الذكر قد يستعمل ساخنا أو باردا وعلى دفعات قليلة وكميات كبيرة أو بجرعات صغيرة متعددة.

حمامات الأعشاب والنباتات الطبية:

تعمل بإضافة مغلي أو مستحلب أو منقوع من الأعشاب والنباتات الطبية إلى ماء الحمام. وهذه الطريقة تستعمل عادة في معالجة حالات الضعف العام والتهيج العصبي، ومرض لين العظام، والأمراض الجلدية، وكذلك معرقة في مرض الروماتيزم المزمن. وقد تستعمل كحمامات مقعدية. وفيها يجلس المريض في مغطس يغمره فيه ماء حار بدرجة ٣٧ مئوية حتى منتصف البطن وتلف حول المريض ومغطسه بطانية تمنع تسرب البخار، ثم يزداد ماء المغطس تدريجيا بماء أشد حرارة حتى تصل حرارة الماء فيه إلى ٤٢-٤٥ مئوية. وبعد ذلك بعشر دقائق إلى نصف ساعة على الأكثر، يبدأ عرق المريض التصبب جاذيا معه من داخل الجسم أملاحا ومواد ضارة أخرى.

ثم يخرج المريض من الحمام ويتمدد فوق منشفة ويلف نفسه بالبطانيات الجافة الدافئة ليستمر إفراز العرق منه لمدة نصف ساعة أو أكثر وقد تعمل بدلا من هذه الحمامات المذكورة، حمامات للقدمين أو أحد الأطراف.

الكمادات:

توصف الكمادات الساخنة أو الباردة لعلاج الصداع المزعج، أو انتفاخ المفصل المصاب بالالتهاب. أو عسر الهضم، أو الآلام المتكررة. ولهذا الغرض... تبل قطعة قماش نظيفة في مغلي أو منقوع النبات، وتستخدم بشكل متكرر على المكان المريض.

اللبخات:

وهي تشابه الكمادات فيما عدا أنها تستخدم النبات نفسه بدلا من منقوعه أو مغليه.

ضع العشبة الطازجة أو المجففة بين طبقتين من الشاش السميك. وإذا كنت تستخدم عشبة طازجة، اهرس الأوراق أو السوق أو الجذور أولا، ثم أضف ماء ساخنا إلى الأعشاب الجافة لتشكيل معجونة، ثم بعد ذلك تربط اللبخة على المكان المريض بواسطة قربة ماء ساخن.

المروخات:

يمكن استخدام زيت أو مروخ لتدليك العضلات لإرخائها أو تنبيهها أو لتخفيف الآلام. وتتألف المروخيات - عادة - من مزيج من زيوت وصبغات الأعشاب المطلوبة، وهي تميل إلى سرعة الامتصاص من قبل الجلد، ولهذا فهي غالبا ما تتضمن زيوتا أساسية منبهة أو الفليفلة الحارة مثلا.

التحاميل:

يمكن استخدام التحاميل والدوش العشبي في الطب الشعبي، أما التحاميل فتستخدم لكي تمتص في المستقيم أو المهبل، بينما يستخدم الدوش لداخل المهبل وللأمراض الوضعية التي تتطلب علاجا سريعا ومباشرا.

أسهل طريقة لصنع التحميلة هي إضافة العشبة الجافة أو المسحوقة بشكل ناعم إلى زبدة الكاكاو والمصهورة، ثم تستخدم لملء قالب من رقائق الألمنيوم. تترك حتى تبرد ثم تخزن في الثلاجة.

الزيوت:

الزيوت الأساسية التي يستخدمها المعالجون الطبيعيون وأطباء الأعشاب عبارة عن زيوت نقية، مستخلصة من النباتات العطرية كالزعتر وإكليل الجبل، والخزامى، والنعناع بعملية التقطير. ولأن طريقة الاستخلاص طريقة معقدة... فإنها تستحضر من الوكلاء المختصين بالمستخلصات الطبية، ويمكن أن تحضر الزيوت العشبية، بطريقة سهلة، حيث تنقع الأعشاب المفرومة بنعومة في حوجلة زجاجية، مليئة بزيت كزيت الزيتون أو عباد الشمس أو اللوز، ثم توضع في أشعة الشمس لمدة ٢-٣ أسابيع وتخض يوميا. بعد ذلك... يمكن تصفية الزيت من النبات وتخزينه في وعاء أسود اللون.

أترج

* الأترج (الكباد، تفاح العجم) ترياق السموم.

* يزيل الخفقان والسدد.

* يحلل الرياح.

* رائحته تصلح الهواء والوباء.

* يطيب نكهة الفم.

* عصارة قشره يفيد في علاج نهش الأفاعي.

* يستخدم قشره ضمادا للجروح.

* يطيب نكهة الفم.

* خلاصة حريق القشر تستخدم طلاء لمرض البرص.

* يلطف حرارة المعدة.

* يفيد للإصابة بمرض الصفراء.

* أكل لحمه ينفع مع البواسير.

* حماض قابض كاسر للصفراء ويذهب القوباء.

* ينفع من السموم القاتلة، إذا شرب منه وزن مثقالين (المثقال= ٤.٩غم) مختلطا بماء فاتر.

* إن وضع على موضع اللسعة... فإنه يفيد جيدا.

* ملين للطبيعة.

* مطيب للنكهة.

* يوضع بين الثياب لمنع العتة.

وقد ثبت في الصحيح، عن النبي صلى الله عليه وسلم، أنه قال: «مثل المؤمن الذي يقرأ القرآن،

كمثل الأترجة: طعمها طيب، وريحها طيب».

أرقطيون

* الأرقطيون، البلسكاء Burdock هو أكثر الأعشاب المزيلة للسمية. يستخدم لعلاج الحالات الناتجة عن فرط السموم في الجسم، مثل عدوى الحلق وغيرها والحبوب والطفح ومشكلات الجلد المزمنة. يساعد الجذر والبذور في تنظيف الجسم من الفضلات، ويعتقد أن الجذر مفيد في إزالة المعادن الثقيلة بوجه خاص.

* فوائد النبتة العلاجية: منظف؛ مضاد حيوي (صاد)؛ مدر معتدل للبول؛ مطهر.

* يستعمل منقوع الجذور لمدة ٢٤ ساعة في محلول الصابون، في غسيل الرأس وتقوية الشعر.

* يحضر من النبات مرهم، يستعمل في علاج القروح والدمامل، ويحضر المرهم بمزج عصير الجذور الطرية مع الشحم الحيواني، فوق نار هادئة.

* يشرب مغلي الجذور لتطهير الجسم من السموم المعدنية، وتنقية الجلد من حب الشباب، والدمامل، والجروح، والقروح المستعصى شفاؤها.

ويعمل بغلي مقدار ملعقة صغيرة من الجذور الجافة والمقطعة إلى أجزاء صغيرة، في فنجان من الماء لمدة بضع دقائق وتصفيته، ويشرب منه ٢-٣ فنجان (٣٥مل) في اليوم لمدة ٤ أسابيع على الأكثر.

* الأرقطيون علاجا تراثيا للنقرس gout وأنواع الحمى وحصى الكلى.

* الأقطيون عشبة منظفة مزيلة للسموم. تستخدم البذور لإزالة السموم في أنواع الحمى والعدوى مثل النكاف mumps والحصبة، ويساعد الجذر الجسم في إزالة الفضلات في حالات التهاب المفصل وحالات الجلد المزمنة.

* إن أفعال الأرقطيون المدرة للبول والصادة (المضادة الحيوية) والمرة المعتدلة تجعله مفيدا لعلاج الاضطرابات الجلدية، لا سيما عندما تكون السمية العامل الرئيسي، كما في العد (حب الشباب) والحبوب والخراجات والعدوى الجلدية الموضعية والإكزيمة والصداف Psoriasis.

* صبغة الجذر. لالتهاب المفاصل والاضطرابات الجلدية، تؤخذ ٢٠ نقطة مخففة بالماء ٢-٣ مرات يوميا لمدة ٤ أسابيع على الأكثر.

تصنع الصبغة Tincture بنقع العشبة في الكحول. يحض ذلك على تحلل مكونات النبتة الفعالة، ما يعطي الصبغة مفعولا أقوى بشكل نسبي من النقيع أو المغلي.

* لبخة الأوراق -توضع على الخراجات والحبوب.

السنامكة

السنامكة، السنا المكي، السنا الحجازي Senna: شجيرة معمرة صغيرة تعلو مترا واحدا، لها ساق خشبية مستقيمة وأزهار صفراء.

السنامكة من أكثر الأعشاب الطبية شهرة، لا يزال يستخدم على نطاق واسع في الطب التقليدي. فهو مسهل فعال جدا وعلاج مفيد على وجه الخصوص لنوبة الإمساك العرضية. له مذاق مر قليلا ومثير للاشمئزاز، ولذلك يمزج عامة مع أعشاب أخرى.

مكونات السنامكة:

غليكوزيدات الانتركينون (سنوزيدات)؛ غليكوزيدات النفتالين؛ لثأ؛ فلافونيات، زيت طيار.

فوائد السنامكة العلاجية:

- استخدمت العشبة من قبل الأطباء العرب في القرن التاسع الميلادي.

- تهيج السنوزيدات بطانة المعي الغليظ، ما يؤدي إلى تقلص العضلات بشدة، فينتج عن ذلك تحرك الأمعاء بعد نحو ١٠ ساعات على تناول الجرعة. وتوقف السنوزيدات أيضا امتصاص السوائل من المعي الغليظ، ما يساعد على بقاء البراز طريا.

- الإمساك: استخدم السنامكة دائما للإمساك بوجه خاص. وهو ملائم جدا عندما تدعو الحاجة لأن يكون البراز لينا، كما في حالات التمزق الشرجي. والسنامكة ملين جيد على المدى القصير لكن يجب ألا يؤخذ لمدة تزيد على ١٠ أيام، لأن ذلك يؤدي إلى ضعف المعي الغليظ.

- هرور: Cathartic بما أن السنامكة هرور (مسهل قوي جدا) فقد يسبب مغصا معويا ومفصا بطنيا لذا يؤخذ عادة مع أعشاب عطرية طاردة للريح ترخي عضلات الأمعاء.

جاء في تذكرة داود عن السنامكة:

«السنا نبت ربيعي كأنه الحناء إلا أن عوده أدق منها ومنه نوع عريض الأوراق وتبقى قوته سبع سنين وهو حر يابس يسهل الأخلاط ويستخرج اللزوجات من أقاصي البدن وينقي الدماغ من الصداع ويذهب البواسير وأوجاع الظهر وإن طبخ بالخل أزال الحكة والجرب والنمش وأدمل القروح ومنع سقوط الشعر وهو يمغص ويجلب الغثيان ويصلحه شرب الأنسيون معه».

في كتاب «الأدوية المفردة» للسلطان الأشرف:

«السنا هو الذي يتداوى به ويسمى السنا المكي والمستعمل منه ورقه وأجوده المكي وهو حار يابس يسهل المرة الصفراء ويغوص في العضل إلى أعماق الأعضاء ولذلك ينفع من النقرس وعرق النسا ووجع المفاصل الحادث من أخلاط المرة الصفراء والشربة من المطبوخ منه من أربعة دراهم إلى سبعة دراهم. وهو ينفع من تشنج العضل والصداع العتيق ومن الجرب والبثور والحكة وشرب مائه مطبوخا أصلح من شربه مدقوقا».

الراوند

الراوند Rhubarb: الراوند الكفي نبتة ذات جذمور غليظ تعلو ٣ أمتار. لها أوراق كبيرة راحية الشكل وأزهار صغيرة.

امتدح الراوند باعتباره أكثر المطهرات فائدة في طب الأعشاب. وهو مأمون حتى للأطفال الصغار نظرا لمفعوله اللطيف. وقد استخدم في الصين منذ أكثر من ٢٠٠٠ عام، وهو علاج فعال جدا لكثير من المشكلات الهضمية. ومن المحير أنه ملين إذا أخذ بجرعات كبيرة، لكنه ذو تأثير ممسك عندما يؤخذ بكميات صغيرة.

مكونات الراوند الرئيسية:

انتراكينونات (نحو ٣-٥%)، رايين، ألو-إيمودين، إيمودين؛ فلافونيات (كاثيكين)؛ حموض الفينوليك؛ حموض التنيك (٥-١٠%)؛ أوكسالات الكالسيوم.

فوائد الراوند العلاجية:

- ملين.
- ممسك.
- يخفف ألم المعدة.
- مضاد للجراثيم.
- من الأعشاب القليلة نسبيا التي لا تزال تستخدم اليوم في الطب التقليدي وطب الأعشاب. وقد أدرج في دستور الأدوية البريطاني لعام ١٩٨٨.

- للإمساك، تمزج جرع كبيرة من الراوند مع الأعشاب الطاردة للأرياح وتؤخذ ملينا يساعد في تنظيف القولون دون التسبب بمغص شديد. وذلك مفيد لعلاج الإمساك عندما تكون عضلات المعي الغليظ ضعيفة.

- للإسهال: الجرع الصغيرة من الجذر قابضة تفرج تهيج البطانة الداخلية للمعي ومن ثم تخفف الإسهال.

- خارجيا يمكن وضع العشبة على الحروق والحبوب والجمرات.

- النبتة مقوية ومنبهة لطيفة للشهية.

- الراوند غسول مفيد لقرحات الفم.

جاء في تذكرة داود عن الراوند:

«ينبت في سمندور والصين وجزائر سرنديب ولا نعلم كيفيته أخضر والظاهر أن يقلع محتاجا إلى نضج ما فيدفن في الأرض مدة بدليل ما فيه من التخلخل. وأجوده الصيني بالقول المطلق وهو الأحمر الضارب إلى الصفرة الثقيل الرائحة المحذى للسان الذي إذا مضغ صبغ صبغا زعفرانيا. فالتركي وهو خفيف زادت صفرته على حمرته قليل الرائحة. فالزنجي وهو أسود طيب الرائحة صلب براق باطنه إلى الصفرة. وكله قليل الإقامة لرطوبته تسقط قوته في دون السنة وهو حار يابس ينفع برد الكبد والمعدة وأنواع الاستسقاء واليرقان والطحال والكلى ويقطع الحميات والتخم وفساد الأطعمة والسعال المزمن والربو. وإذا مزج بالصبر نقى الدماغ من سائر أنواع الصداع والدوار والطنين شربا وسعوطا. وإن أخذ مع المواد القابضة كالأنسيون قطع النزف والمغص الشديد. ومع السكنجبين يفتح السدد ويفتت الحصى ويزيل الفواق والنفث وأمراض المثانة وشربته إلى مثقال».

أفسنتين

* الأفسنتين، الدمسية Worm wood أحد النباتات المرة، له تأثير مقو على الجهاز الهضمي، لا سيما على المعدة والمرارة.

* فوائد النبتة العلاجية: مر عطري؛ مضاد للالتهاب؛ يخفف ألم المعدة؛ ينبه إفراز الصفراء؛ يطرد الدود؛ مضاد لطيف للاكتئاب.

* تعالج قرحة المعدة والإسهال المصحوب بمغص، تعمل كمادات المستحلب الساخن فوق أعلى البطن، وهو تفيد أيضا في تسكين آلام المرارة واضطرابات الكبد البسيطة. يؤخذ بجرع صغيرة ويرشف.

* يعالج الرمد -في الشيوخ خاصة- حيث تغسل العين المصابة بالمستحلب أو تكحيلها بمرهم الأفسنتين.

* تجهيز المستحلب: ملعقة كبيرة من الأوراق والأزهار لكل فنجان ماء ساخن لدرجة الغليان ويترك لمدة خمس دقائق قبل الاستعمال.

* تجهيز المرهم: يجهز بمزج ٣ غم من عصير النبات الغض مع ٣٠ غم من العسل.

* تعالج القوباء بتلبيخها بالنبات الطري المهروس يوميا حتى الشفاء.

* يشرب المستحلب مدة طويلة لطرد الديدان المعوية (الإسكارس)، وتليين البطن وتنقية الجسم من السموم، خاصة السموم الرصاصية والزئبقية التي تستعمل في معالجة مرض الزهري ومضاعفاته.

* إذا طبخ وحده أو بالأرز، وشرب بالعسل قتل الديدان مع إسهال للبطن خفيف.

* شربه بعد الولادة ينظف الرحم. وشربه في بداية الولادة يقوي الطلق ويسهل الوضع.

* منبه هضمي: الأفسنتين دواء مفيد جدا للذين يعانون من ضعف الهضم. فهو يزيد حمض المعدة وإنتاج الصفراء، لذا يحسن الهضم وامتصاص المواد المغذية، ما يجعله مفيدا في كثير من الحالات، بما في ذلك فقر الدم. كما يخفف الريح والانتفاخ، وإذا أخذت الصبغة بانتظام، تقوي الهضم ببطء وتساعد الجسم في استعادة حيويته الكاملة بعد مرض طويل.

* تنبيه: لا يؤخذ إلا بإشراف اختصاصي. يؤخذ بكميات قليلة فقط، ولمدة لا تتعدى ٤-٥ أسابيع. لا يؤخذ أثناء الحمل.

الحرشف البري (الكعيب)

الحرشف البري، الكعيب Milk Thistle, Mary Thistle: نبتة شائكة ثنائية الحول تعلو ١.٥ متر، لها أوراق بيضاء ذات عروق ورؤيسات زهور أرجوانية.

استخدم الكعيب كعلاج للاكتئاب ومشكلات الكبد منذ مئات السنين. وأكدت الأبحاث الحديثة المعرفة العشبية المأثورة وأثبتت قدرة العشبة الملحوظة على وقاية الكبد من التلف الناتج من الكحول وأنواع التسمم الأخرى. ويستخدم الكعيب اليوم لعلاج كثير من حالات الكبد.

مكونات النبتة الرئيسية:

ليغنانات الفلافون (١-٤%) (سيليمارين)؛ مواد مرة؛ متعددات الاستيلين.

فوائد النبتة العلاجية:

- يقي الكبد.

- ينبه إفراز الصفراء.

- يزيد إنتاج حليب الثدي.

- مضاد للاكتئاب.

- السيليمارين مادة موجودة في بذور الكعيب، لها تأثير شديد الوقاية للكبد. يحافظ على عمله ويحول دون التلف الذي تسببه المركبات العالية السمية.

- استخدم السيليمارين في ألمانيا بنجاح لعلاج التهاب الكبد وتشمع الكبد.

- رؤيسات زهور الكعيب، كانت تغلى وتؤكل مثل الأرضي شوكي، مفيدة كمقو ربيعي. كما كانت تؤخذ لزيادة إنتاج الحليب. وكانت تعتبر ممتازة للاكتئاب الذي شاع ارتباطه بالكبد.

- اضطرابات الكبد: الكعيب هو اليوم العلاج الرئيسي المستخدم في طب الأعشاب الغربي لوقاية الكبد ونشاطاته الاستقلابية الكثيرة، كما يساعد في تجديد خلاياه. وتستخدم العشبة في علاج التهاب الكبد واليرقان، فضلا عن الحالات التي يخضع فيها الكبد للإجهاد –سواء من عدوى أو إفراط في تناول الكحول أو من العلاج الكيميائي الذي يوصف لمعالجة أمراض مثل السرطان. وفي حالة السرطان يمكن أن يساعد الكعيب في الحد من الضرر اللاحق بالكبد من العلاج الكيميائي ويسرع في شفاء الآثار الجانبية بعد اكتمال العلاج.

الجنسنغ

الجنسنغ Ginseng: نبتة معمرة تعلو ١ متر، لها أوراق بيضوية مسننة وعناقيد من الأزهار الصغيرة الخضراء إلى صفراء.

الجنسنغ هو أشهر الأعشاب الصينية. وقد حظي بتقدير لفوائده العلاجية منذ ٧٠٠٠ سنة، وتمتع بمكانة عالية لدرجة أن حروبا خيضت للسيطرة على الغابات التي يزدهر فيها. وقد أدخل طبيب عربي الجنسنغ إلى أوروبا في القرن التاسع، لكن قدرته على رفع الهمة ومقاومة الكرب لم تعرف في الغرب إلا في القرن الثامن عشر.

مكونات النبتة الرئيسية:

صابونينات تربيويدية ثلاثية (٠.٧-٣%)، جنسيوزيدات؛ مركبات استيلينية؛ باناكسانات؛ تربينات أحادية نصفية.

فوائد الجنسنغ العلاجية:

- مكيف: يساعد الجسم في التكيف مع الكرب والتعب والبرد. يعطي تأثيرا مهدئا عندما يحتاج الجسم إلى النوم.

- يزيد الجنسنغ عمل المناعة ومقاومة العدوى ويحسن عمل الكبد.

- يتنوع عمل الجنسنغ المكيف: فهو لديه مفعول منبه على الشبان الذين تكون لديهم القوة الحيوية قوية، لكنه مقو ومصح ومهدئ للذين أضعفهم المرض أو الشيخوخة.

- يعرف الجنسنغ في الصين كعشبة منبهة ومقوية للرياضيين وأولئك المعرضين للكرب البدني.

- مقو للباه عند الذكور. وهو أيضا مقو في الشيخوخة ويأخذه الناس تقليديا في شمالي الصين ووسطها بعد أواخر أواسط العمر لمساعدتهم في تحمل شهور الشتاء القاسية الطويلة.

آذريون الحدائق

آذريون الحدائق Marigold: نبتة معمرة تعلو ٦٠سم، لها رؤيسات أزهار زاهية برتقالية تشبه الأقحوان في بنيتها.

أحد أكثر الأعشاب شهرة واستعمالا في طب الأعشاب الغربي. بتلاته البرتقالية الزاهية علاج ممتاز للجلد الملتهب والمتورم، حيث تساعد خصائصها المطهرة والعلاجية في الحؤول دون انتشار العدوى وتسرع الشفاء والعشبة منظفه ومزيلة للسموم، يستخدم نقيعه وصبغته لعلاج العدوى المزمنة.

مكونات النبتة الرئيسية:

ثلاثيات التربين؛ راتينجات؛ غليكوزيدات مرة؛ زيت طيار؛ فلافونيات؛ لثأ؛ كاروتينات.

فوائد النبتة العلاجية:

- مضاد للالتهاب.

- يفرج تشنج العضلات.

- قابض.

- يمنع النزيف.

- يلائم الجروح.

- مطهر.

- مزيل للسموم.

- مولد لطيف للاستروجين.

- مضاد للفطر والجراثيم والفيروسات.

- العشبة تقبض الشعيرات الدموية، وهو عمل يفسر فعاليته للجروح وأوردة الدوالي والحالات الالتهابية المتنوعة.

- علاج للجلد: علاج فعال لمعظم مشكلات الجلد الثانوية يستخدم للجروح، والجلد المحمر والملتهب، بما في ذلك الحروق الثانوية وحروق الشمس، وللعد (حب الشباب)، وكثير من أنواع الطفح، وللحالات الفطرية مثل: السعفة ringworm، سعفة القدم athlet's foot، السلاق thrush. مفيد جدا لطفح الحفاض happy rash، وخبز الرأس cradle cap، يلطف الحلمات المتقرحة من الإرضاع.

- الاضطرابات الهضمية: يعالج نقيع اذريون الحدائق وصبغته المشكلات الالتهابية للجهاز الهضمي مثل التهاب المعدة والقروح الهضمية.

- مزيل للسموم: تعالج النبتة الالتهابات التي تستبطن كثيرا من الحميات والعداوي، واضطرابات الجلد الجهازية مثل الأكزيما وحب الشباب. كما تعتبر العشبة أيضا منظفا للكبد والمرارة.

- استخدامات نسائية: لاذريون الحدائق عمل لطيف مولد للاستروجين، وغالبا ما يستخدم للمساعدة في خفض ألم الحيض وتنظيم النزيف الحيضي، والنقيع «دوشا» فعالا للسلاق المهبعي.

البلادونا

البلادونا، ست الحسن Deadly Night shade, Belladonne: نبتة معمرة ذات أوراق كبيرة وعنبات سوداء، تعلو ١.٥ متر. والبلادنا على غرار كثير من النباتات علاج هام ومفيد عندما تستخدم بشكل صحيح.

مكونات النبتة الرئيسية:

قلوانيات التروبان (٠.٦% على الأكثر)، بما في ذلك الهيوسيامين والاتروبين (Atropine)؛ فلافونيات؛ كومارنيات، قواعد طيارة (نيكوتين).

فوائد البلادونا العلاجية:

* مضاد لتشنج العضلات الملساء.

* يقلل التعرق.

* مخدر.

* مهدئ.

قلوانيات التروبان:

تثبط الجهاز العصبي اللاودي الذي يتحكم في نشاطات الجسم اللاإرادية. وذلك يخفض اللعاب والإفرازات المعوية والمعدية والعصبية فضلا عن نشاط النبيبات البولية والمثانة والأمعاء. كما أن قلوانيات التروبان تزيد سرعة القلب وتوسع الحدقات.

التراث الشعبي:

كان يعتقد أن البلادونا تساعد الساحرات في الطيران ويعتقد أن اسمها بلاونا يشير إلى استخدامها من قبل النساء الإيطاليات لتوسيع حدقات عيونهن، ما يجعلهن أكثر جاذبية.

البلادونا مرخية:

استخدم البلادونا(ست الحسن) بالطريقة نفسها عبر التاريخ. فهي توصف لترخية الأعضاء المتعددة، وبخاصة المعدة والأمعاء، ما يفرج المغص المعوي والألم. كما أنها تعالج القروح الهضمية بخفض إنتاج الحمض المعوي وترخي تشنجات النبيبات البولية.

مرض باركنسون:

يمكن استخدام العشبة لعلاج أعراض مرض باركنسون، فتخفض الرعاش tremors واليبس rigidity وتحسن النطق والحركة.

مخدرة:

خصائص البلادونا المرخية للعضلات تجعلها مفيدة في الطب التقليدي كمخدر، لا سيما عند الحاجة إلى إبقاء الإفرازات الهضمية أو القصبية في حدودها الدنيا.

تنبيه: لا تؤخذ داخليا إلا عندما يصفها الطبيب أو عشاب طبي خبير، قد تكون البلادونا مميتة إذا أخذت بجرعات خاطئة.

البقدونس

البقدونس Parsley عشبة حولية تعلو ٣٠ سم، لها سوق منتصبة وأوراق مركبة خضراء زاهية متجعدة أو ناعمة وأزهار صغيرة بيضاء تنمو في عناقيد وبذور صغيرة مضلعة.

يزرع في كل أنحاء العالم كعشبة تستعمل في السلطة، وتستخدم الأوراق والجذور والبذور.

* لبذور البقدونس مفعول مدر للبول أقوى بكثير من مفعول الأوراق. وتفيد في علاج النقرس والروماتزم والتهاب المفصل. وتعمل بالحض على إخراج الفضلات من المفاصل الملتهبة، وطرد الفضلات لاحقا عبر الكلى.

* يؤخذ جذر البقدونس كعلاج لانتفاخ البطن والتهاب المثانة والحالات الروماتزمية.

* عشبة البقدونس تحض على الحيض وتساعد في تنبيه دورة الحيض المتأخرة وفي تفريج الألم الحيضي.

* البقدونس عشبة مأمونة بالجرع العادية ومستويات الاستهلاك العادية، لكن المقادير المفرطة من البذور سامة. لا تؤخذ البذور أثناء الحمل أو الإصابة بمرض كلوي.

* البقدونس مدر ممتاز للبول، يستخدم في حالة الاستسقاء، الوذمات ذات المنشأ القلبي، مرض الحصى في الكلية والتهاب المثانة، أمراض الكبد والحويصلة الصفراوية (المرارة).

* جذور أوراق البقدونس المستخدمة في الغذاء تنظم التنفس، تحسن نشاط القلب. وتعد عقارا معرقا ممتازا، وتساعد على خروج الغازات في حالة الانتفاخ البطني.

* يوصى بتناول البقدونس من أجل تحسين الرؤية وتقوية اللثة. ويصنع منه كمادات عند التعرض للكدمات (الرضوض).

* يساعد عصير البقدونس الطازج عند التعرض للدغات البعوض، الزنابير، النحل، يقتل الطفيليات.

* عصير البقدونس أشد تأثيرا ومفعولا، لذلك لا يجوز أبدا شرب أكثر من (٣٠-٦٠) غم من هذا العصير بمفرده، ومن الأفضل مزج هذه الكمية مع عصير الجزر، الخس، السبانخ، أو الكرفس.

* يتمتع عصير البقدونس الطازج بخواص ضرورية من أجل التبادل الأوكسجيني والحفاظ على الأداء الوظيفي الطبيعي للغدد فوق الكلوية (غدد الكظر) والغدد الدرقية. والعناصر الموجودة فيه تساعد على تقوية الأوعية الدموية، خاصة الشعيرات والشرايين.

* عصير البقدونس دواء ممتاز لأمراض الجهاز البولي التناسلي ويساعد في حال تشكل الحصى في الكلى وفي المثانة البولية، التهاب الكلية (Nephritis)، وعند وجود آلام في البول، والأمراض الأخرى للكلى، وهو يستخدم بنجاح عند الاستسقاء (Hydrops). والعصير فعال بالنسبة لكل أمراض العيون وجهاز العصب البصري.

* يستخدم البقدونس في التجميل، حيث أنه يحتوي على «فيتامين الجمال» طليعة الفيتامين A. وينصح من أجل تبييض جلد الوجه بسحق باقة من أوراق البقدونس، وإضافة عدة ملاعق من اللبن الرايب، أما العصيدة التي

يتم الحصول عليها فتوضع على الوجه على شكل قناع، ويزال القناع بعد (٢٠) دقيقة ويغسل الوجه بمرق الأقحوان ويدهن بكريم مغذ.

* لوقاية جلد الرقبة من ظهور تجاعيد مبكرة: يمكن أخذ حفنة من كل من أوراق البقدونس، الروزمارين والهليون (الطرخون). تغلى مع كمية قليلة من الحليب، يوضع خليط الأعشاب المعرض للبخار على قطعة من الشاش مطوية على نفسها (٤-٥) طبقات، وتربط حول الرقبة، تنزع الكمادة بعد (٣٠) دقيقة. وتدهن الرقبة بكريم مغذ.

* من أجل تطرية جلد الوجه وإزالة البقع الصباغية (الخضابية)، ينصح بدهن الوجه بمرق البقدونس صباحا ومساءا. ويعمل هذا المرق بأخذ ثلاث ملاعق طعام من أوراق البقدونس المسحوقة تغلى (١٥) دقيقة في (٢٠٠) غرام من الماء. يصفى ويبرد المرق، وبعد ذلك يدهن الوجه بقطعة من القطن مبللة بهذا المرق.

* لإزالة النمش: يتم تحضير مرق من (٠.٥) لتر من الماء وحفنة من أوراق البقدونس. يصفى المرق وقبل أن يبرد يدهن الوجه بحركات دائرية بقطعة من القطن المبللة بالمرق حتى التورد. تكرر هذه العملية (٢-٣) مرات في اليوم. ويصبح جلد الوجه أملس وغضا متألقا، إذا تمت إضافة عصير ليمونة واحدة من المرق.

* استعمال البقدونس من الظاهر يشفي احتقان الثدي، كما يستعمل كغسول لتنظيف جلد الرأس والوجه.

* لعمل شاي البقدونس: يوضع (٤٠) غم من النبات (البذور أو الأوراق) أو خليط منهما في لتر ماء في درجة الغليان، ويشرب من هذا الشاي كوبان في اليوم وقبل الأكل للتخلص من الحصى والرمال واضطراب الحيض.

* إذا عمل شاي من البقدونس والكرفس، حزمة صغيرة من كل منهما ويشرب هذا الشاي على الريق نفع لطرد ديدان البطن.

* إذا وضع ١٠٠ غم من البذور في لتر ماء مدة ٥ دقائق أمكن استعماله كغسيل مهبلي لعلاج السيلانات والالتهابات المهبلية.

* البقدونس يعتبر فاتحا للشهية مثل سائر التوابل كما أن مادة الابيول الموجودة في الزيت تعمل على تقوية الباه.

* استعمال البقدونس في أطباق اللحم المشوي ليس لتزيين الأطباق بل أن تناول البقدونس مع اللحم يؤدي إلى المحافظة على قلوية الدم بما يحتويه البقدونس من الأملاح المعدنية.

جاوي

الجاوي Benzoin بلسم راتنجي يؤخذ من بعض أشجار الميعة (benzoin Styrax) تعرف بأشجار الصمغ الجاوي. يحصل على هذا البلسم بإحداث شقوق في سيقان هذه الأشجار، فتخرج منها عصارة لزجة تتحول إلى مادة صلبة قابلة للكسر.

يتركب الجاوي من استرات لعدة أحماض عضوية منها الحامض الجاوي أو حامض البنزويك benzoic acid، والحامض القرفي أو حامض السيناميك Cinnamic acid، ويحتوي أيضا على البنزالديهيد benzaldehyde، والفانلين Vanillin.

يذوب الجاوي بصعوبة في الماء وكذلك في الكحول البارد والإثير، ويتبلور بشكل بلورات منشورية لامعة. ويمكن تحضيره بتأكسد الإيدروبنزين hydrobenzoin بحامض النيتريك.

* يستعمل مستحلب الجاوي أو مسحوقه لعلاج الربو، والنزلات المعوية المزمنة، والروماتيزم، والنقرس، وتسكين الاضطرابات العصبية، ولتنقية الجسم من التسمم الغذائي.

يحضر المستحلب بإضافة فنجان ماء ساخن لدرجة الغليان + ملعقة صغيرة من الجاوي المفرومة ويشرب منه فنجان واحد في اليوم.

أما مسحوق الجاوي فيعطى منه مقدار ١ غم، ممزوجا مع العسل ثلاث مرات يوميا.

* تمضغ الجذور الغضة (الطرية)، أو المجففة، لتنقية الفم من الروائح الكريهة.

* يمزج مسحوق الجذور مع الأوراق مع زيت الزيتون، لعمل كمادات لعلاج التهابات الأوعية الليمفاوية، وهي الخطوط الرفيعة الحمراء التي تمتد من بعض الجروح والقروح الملوثة نحو القلب، كما يستعمل هذا المزيج لعمل كمادات لعلاج عضة الكلب.

* للجاوي رائحة عطرية ذكية، ولذا يدخل في تركيب كثير من أنواع البخور. وقد استعمله الناس في الماضي لتبخير المنازل وتطهيرها عند إصابة أحد أفرادها ببعض الأمراض المعدية.

* يستعمل الجاوي في تحضير بعض الأدوية المنفثة expectorents التي تؤخذ من الباطن لأنه ينبه أغشية المسالك الهوائية ويساعد على زيادة إفراز المادة المخاطية بها ويعمل على تخفيف نوبات السعال.

* يمكن الحصول على نفس النتيجة السابقة بإضافة ما يملأ ملعقة من صبغة الجاوي إلى حوض صغير من الماء في درجة الغليان واستنشاق البخار المتصاعد، فيساعد ذلك على إزالة السعال وتخفيف وطأة الزكام الشديد.

* يمكن وضع بلسم الجاوي على الجروح الحديثة لإيقاف النزيف ويعمل في الوقت نفسه على تطهير الجرح.

* يدخل الجاوي في تركيب بعض معاجين التجميل (الكريمات) والمراهم التي تستخدم لتنقية البشرة وتطهيرها. وإذا أضيف جزء واحد من صبغة الجاوي إلى ٣٠ جزء من ماء الورد فإن المحلول الناتج يفيد في حماية البشرة من تأثير الشمس.

يدخل في كثير من التراكيب العطرية وأنواع اللوسيون لأنه يقوي الرائحة العطرية للزيوت المستعملة ويعمل على تثبيتها.

جوز الطيب

جوز الطيب Mace. Nut meg يتركب من نوى ثمار نوع من أشجار الطيب myristica fragrans وهي أشجار دائمة الاخضرار ترتفع إلى عشرين مترا أو أكثر، تزرع الآن في كثير من البقاع الحارة مثل جزيرة الملايو وسيلان وغيرها من جزائر الهند الشرقية.

- لجوز الطيب رائحة ذكية وطعم يميل إلى المرارة، وهو منبه لطيف ويساعد على طرد الغازات من المعدة وله تأثير مخدر إذا أخذ بكميات كبيرة، ولكن تناوله بكميات زائدة قد يؤدي إلى التسمم. وللثمار قشور جافة عطرية تؤخذ منها البسباسة التي تباع في التجارة.

- من جوز الطيب يحصل على جسم دهني مائل للاصفرار يعرف بدهن الطيب له بعض الاستخدام في التجارة. يحتوي هذا الدهن على نحو ٤% من مادة مخدرة تعرف بالميرستسين myristicin والباقي جلسريدات لعدد من الأحماض الدهنية منها الحامض الطيبي أو الميريستيكي myristic acid والحامض الدهني Stearic acid والحامض النخعي Plamitic acid والحامض الزيتي Oleic acid. ويدخل دهن الطيب في صناعة الروائح العطرية، ويضاف إلى الحلوى وبعض أصناف المأكولات، كما يستخدم في صناعة الصابون وعمل شمع الإضاءة.

فوائد جوز الطيب العلاجية:

طارد للريح، يفرج تشنج العضلات؛ يمنع التقيؤ؛ منبه.

المشكلات الهضمية:

الزيت العطري لجوز الطيب ذو تأثير مخدر ومنبه للمعدة والأمعاء، يزيد الشهية ويخفف الغثيان والقيء والإسهال. وهو دواء مفيد للكثير من المشكلات الهضمية، وبخاصة التهاب المعدة والأمعاء.

مقو للباه:

لجوز الطيب في الهند شهرة قديمة كمقو للباه، ويعتقد أنه يزيد القوة الجنسية.

استخدامات خارجية:

المراهم التي تستند على الزيت الثابت (زبدة جوز الطيب) تستخدم لعلاج حالات الروماتيزم. ولها تأثير مضاد للتهيج وتحث على تدفق الدم إلى المنطقة. وفي الهند يطحن جوز الطيب ويعجن ويوضع على مناطق الإكزيمة والسعفة.

الأمان:

الجرعات الطبية المتدنية والمقادير الطبية مأمونة. لكن العشبة منبه قوي ومهلوسة وسامة عند الإفراط في تناولها. الميريستيسين هو المكون المسؤول عن السمية وهو أيضا مهلوس.

جاء في تذكرة داود عن جوز الطيب ما يأتي:

«جوز بوا ويسمى جوز الطيب لعطريته ودخوله في الأطياب وهو ثمر شجرة في عظم شجر الرمان، يوجد داخل قشرين خارجهما يباع بسباسة والداخل لا عمل له إلا في الأطياب. وحجم هذا الجوز قدر البيض فإذا قشر قارب العفص في حجمه. وهو بجبال الهند وجزائر آسيا. وأجوده الحديث السالم من التآكل الهش الذي لم يبلغ

ثلاثة سنين من يوم قطعه. يقطع البلغم والفالج ويحل صلابات الكبد والطحال والاستسقاء واليرقان وعسر البول. وإذا غلي في الزيت وقطر فتح الصمم. ويصلح النكهة إصلاحا لا يعد له فيه مركب. ويمنع الغثيان والقيء وإذا سحق نقى النمش والكلف. وأما القول بأنه مسكر فمن خرافات العامة وهو يضر الرئة ويصلحه العسل».

يقول داود في قشر جوز الطيب ما يأتي:

«البسباسة قشر جوز بوا حاد الرائحة حريف عطري يستأصل البلغم ويطيب رائحة الفم ويهضم ويخرج الرياح ويفتح السدد. وبالخل ينعم البدن ويقطع العرق الكريه وصنان الإبط. ومع بعر الماعز والعسل يحلل الأورام الصلبة ضمادا ويقطع الصرع سعوطا بدهن البنفسج. وهو يضر الكبد ويصلحه الصمغ العربي».

ويقول ابن سينا في جوز الطيب ما يأتي:

«جوز في قدر العفص دقيق القشر طيب الرائحة، يؤتى به من الهند وأجوده الثقيل الدسم الأحمر. طعمه كطعم القرنفل حار يابس يقوي البصر ويهضم الطعام ويقوي الكبد والطحال وأما البسباسة فهي من قشر جوز الطيب الذي فوق القشر الغليظ وأجودها الحمراء وأدناها السوداء وهي قشور يابسة تخدر اللسان الكبابة حارة يابسة قابضة محللة للنفخ».

جوز القيء

جوز القيء، ستريكنوس القيء Nux Vamica:

شجرة دائمة الخضرة تعلو ١٥ مترا. لها أوراق بيضوية وأزهار أنبوبية بيضاء وثمر أصفر يحتوي على ٥-٨ بذور قرصية الشكل.

موطنه جنوبي شرق آسيا. ينمو في البرية ويزرع على نطاق تجاري تجمع البذور عندما ينضج. الأجزاء المستخدمة البذور.

مكونات جوز القيء:

يحتوي على ٣% من قلوانيات الإندول (لا سيما الستريكنين وكثير غيره) واللوغانين وحمض الكلورجينيك وزيت ثابت. الستريكنين سم قاتل يحدث تشنجا شديدا للعضلات.

الأفعال والاستخدامات العلاجية:

رغم ندرة استخدام جوز القيء داخليا بسبب سميته، فإنه يمكن أن يكون منبها فعالا للجهاز العصبي، لا سيما عند الشيوخ. وتستخدم البذور في طب الأعشاب الصيني خارجيا لتفريج الألم وعلاج الأورام المختلفة وتفريج الشلل، بما في ذلك شلل الوجه. وجوز القيء دواء مثلي شائع يوصف للمشكلات الهضمية بشكل رئيسي والحساسية للبرد، والهيوجيه والسوداوية.

أبحاث حديثة:

في تجربة سريرية صينية، وضعت عجينة مصنوعة من جوز القيء على ١٥٠٠٠ مريض بشلل الوجه. وثبتت فعالية العلاج في أكثر من ٨٠% من الحالات.

تنبيه: لا يؤخذ جوز القيء إلا في مستحضرات العلاج المثلي. وتخضع العشبة والستريكنين لقيود قانونية في معظم البلدان.

الاستريكنين Strychnin مادة عديمة اللون والرائحة إذا كان نقيا، وطعمه مر جدا، لدرجة أن المحلول المخفف بنسبة ٣٠.٠٠٠/١ يمكن إدراك طعمه المر باللسان.

الاستريكنين مادة سامة: إذا كانت الجرعة منه كبيرة، وأعراض التسمم في هذه الحالة تقلص العضلات وتصلب العمود الفقري وتشنج الأطراف. ثم ترجع للجسم حالته الطبيعية، وبعد فترة تعتريه نوبة أخرى من التقلص والتشنج أطول من الأولى، وهكذا. ويعالج المصاب بإعطائه مقيئا في الحال مع إجراء عملية التنفس الصناعي برفق زائد، ثم يعطى ملعقة صغيرة من الكلوروفورم في الجليسرين كل عشر دقائق حتى تزول النوبات.

الكشف عن وجود الاستركنين:

يصنع محلول مخفف من المادة المراد فحصها، ويضاف إليه حامض الكبريتيك المركز ومادة مؤكسدة مثل ثاني كرومات البوتاسيوم، فإن تلون المحلول بلون أرجواني دل ذلك على وجود الاستريكنين. أما إذا أضيف حامض النيتريك المركز فإن المحلول يتلون عندئذ باللون الأصفر لتكون مركب النيتروستريكنين. وتتميز محاليل الاستريكنين أيضا بطعم مر جدا يمكن إدراكه بسهولة حتى إذا بلغت درجة تركيز المحلول ٣٠.٠٠٠/١.

جاء في تذكرة داود الأنطاكي عن جوز القيء:

«جوز القيء نبات بجبال صفاء يقارب جوز ماثل إلا أن ثمرته كالبندق وداخلها أغشية محشوة بمثل حب الصنوبر لكنه نتن كريه إلى السواد. إذا طبخ الشبت والملح بالماء وحل فيه درهم من هذا الدواء وشرب قيأ الفضول الغليظة ونقى الصدر والمعدة والبلغم. وإن شرب بغير هذا أفسد المزاج ولا نعلم فيه غير هذا».

هناك أنواع أخرى من الثمار قريبة الشبه بجوز القيء من حيث أوصافها وتأثيراتها الفسيولوجية، وقد تحدث العرب عنها في كتبهم تحت أسماء مختلفة منها جوز الرفع وجوز الكوثل (قرص الغراب، خانق الكلب) وجوز الشرك وجوز ماثل. فقد جاء في كتاب أحمد بن محمد الغافقي عن جوز الرفع ما يأتي:

«يؤتى به من اليمن وقيل أنه ضرب من الحماض وهو أكبر من البندق قليلا لونه بين الصفرة والبياض شرب درهمين منه يقيء بلغما ورطوبة وينفع من الفالج واللقوة».

يقول داود عن جوز الشرك:

«شجر ينبت ببراري السودان وأطراف الحبشة ويثمر ثمرا كالجوز وهو حار يابس أشد حدة من الفلفل يحلل الرياح والمغص الشديد وينفع من الأوجاع وعرق النسا والسدد. وإذا طبخ بالزيت كان هذا الدهن، غاية في القوة ونافعا للفالج والأورام الرخوة والقولنج. وهذا الثمر له فعل عجيب في إعادة قوة الشباب. وهو يصدع ويضر الرئة وتصلحه الكثيرا».

حشيشة الملاك

حشيشة الملاك Angelica: عشبة عطرية ثنائية الحول تعلو مترين. لها سوق مضلعة منتصبة جوفاء وأوراق خضراء زاهية كبيرة وأزهار بيضاء مخضرة تنمو على شكل خيم.

تنمو في المناطق المعتدلة من أوروبا الغربية حتى الهيمالايا وسيبيريا تفضل المواقع الرطبة وغالبا ما توجد قرب الماء الجاري. تجنى الأوراق والسوق في أوائل الصيف. والبذور عندما تنضج في أواخر الصيف والجذور في الخريف بعد نمو سنة واحدة.

الأجزاء المستخدمة: الجذور والأوراق والسوق والبذور.

مكونات العشبة:

يحتوي جذر حشيشة الملاك على زيت طيار (يتكون بشكل رئيسي من البيتافيلاندرين). ولاكتونات وكومارينات. وقد تبين أن مستخلصا من الجذر مضاد للالتهاب.

فوائد النبتة العلاجية:

* حشيشة الملاك علاج مدفئ ومقو يلعب دورا في كثير من الأمراض.

* تساعد كل أجزاء النبتة في تفريج عسر الهضم والريح والمغص.

* تفيد في حالات ضعف دوران الدم، لأنها تحسن تدفق الدم إلى أطراف الجسم. وتعتبر علاجا خاصا لمرض بيرغر، وهو حالة تضيق شرايين اليدين والقدمين. وبتحسين تدفق الدم والحث على سعال البلغم، تفرج خصائص النبتة المدفئة والمقوية التهاب القصبات وحالات الضعف التي تؤثر على

الصدر. يشيع استخدام الجذور للحالات التنفسية. ويمكن أيضا استخدام السوق والبذور.

تنبيه: لا تؤخذ كدواء أثناء الحمل.

الحنظل

الحنظل.. العلقم Colocynth, Bitter apple ثمار نوع من الأشجار البرية. الموطن الأصلي حوض البحر المتوسط، كما ينمو بريا على السواحل البحرية لشمال أفريقيا وجنوب أوروبا وغرب آسيا، حتى في بعض المناطق الصحراوية المختلفة.

يتبع هذا النبات الفصيلة القرعية. والحنظل نبات زاحف حولي غزير التفريع، فروعه مضلعة عليها زغبا كثيرة وتخرج منه محاليق طويلة. الأوراق بسيطة معنقة بها ٣-٤ فصوص ذات لون أخضر باهت، مغطاة بالزغب خشن الملمس وحافتها مستديمة. والأزهار صفراء اللون تخرج من إبط الأوراق.

ثمرة الحنظل كثيرة الشبه بالبرتقالة، وهي خضراء اللون قبل تمام نضجها وصفراء عندما تجف.

مكونات الحنظل:

الأصل الفعال في الحنظل جلوكوسيد شديد المرارة وهو الحنظلين (Colocynthin)، وهذا المركب قابل للذوبان في الماء والأثير والكحول، ويتحلل بالأحماض إلى سكر الجلوكوز ومركب راتنجي هو الكولوسنثاين Colocynthein.

البذور تحتوي على كمية مرتفعة من الزيت الثابت، تتراوح كميته من ١٥-٢٠% مكونا من ٢٨ مركب عضوي غير مشبع من بينها مادة الفيتين ومركب البرستان ومواد من الدهون الكحولية.

الفوائد العلاجية:

يستخرج من بذر الحنظل زيت يستعمل من الظاهر تدليكا لعلاج الأمراض الجلدية. ويستعمل لبخة من الظاهر أيضا ضد أمراض البرد والروماتيزم، وذلك بشي الثمرة على النار وبرشها ووضعها ساخنة على المكان المراد معالجته.. كما أنه يعتبر دواء ناجحا ضد لدغ العقرب.

* الحنظل مسهل قوي ومدر شديد للبول، وإذا أخذ بكميات كبيرة فقد يؤدي إلى التهاب الأمعاء وبعض الإصابات المميتة، ولكنه مسهل جدا إذا أخذ بكميات معينة. والحنظل قليلا ما يؤخذ بمفرده، بل يؤخذ معه عادة بعض الصبر أو الحبهان أو القرنفل، لأن وجود أحد هذه المواد يقلل من شدة المغص الذي يتولد من تناول هذا العقار بمفرده.

قد يضاف إليه قليل من الهندبة لتخفيف الألم الذي قد يصحب تناوله. ويحسن عدم إعطائه للصغار أو الضعفاء و المتقدمين في السن إلا بإشراف الطبيب.

* يستخدم السائل المستعطر من بذور الحنظل في معالجة القراد وجرب الجمال.

ذكر ابن سينا الحنظل في القانون ومما قال:

«المختار منه الأبيض الشديد البياض، اللبن. وهو محلل جاذب، ورقه يقطع نزف الدم، نافع لأوجاع العصب والمفاصل، وعرق النسا، والنقرس، مسهل خطير، يزيد في الإفرازات المخاطية المعوية... يمنع إعطاؤه للحوامل والأطفال المصابين بالتهابات أو قروح معدية ومعوية.»

يقول داود في الحنظل ما يأتي:

«هو نبت يمتد على الأرض كالبطيخ إلا أنه أصغر ورقا وأدق أصلا والذكر منه رديء يفضي استعماله إلى الموت. وهو ينبت بالرمال والبلاد الحارة وأجوده الخفيف المتخلخل المأخوذ من أصل عليه ثمر كثير. وهو حار يابس تبقى قوته إلى أربع سنين. يسهل البلغم بسائر أنواعه وينفع من الفالج والصداع وعرق النسا والمفاصل والنقرس وأوجاع الظهر شربا وضمادا وطبيخه مع الزيت ينفع من الجذام وأوجاع الأذن والصمم واليرقان. وإن نزع داخله وطبخ بالخل سكن الأسنان مضمضة وأصلح اللثة ورماد قشره يبرئ أمراض المعقدة وداء الفيل. وسائر أجزائه تنفع من البواسير بخورا والنزلات أكلا. وهو يضر الرأس ويعثي ويقيء ويسهل الدم ويصلحه الأنيسون والكثيرا والنشا».

الخشخاش المنوم

الخشخاش المنوم نبتة حولية غليظة الساق تعلو نحو متر واحد. لها كثير من الأوراق الخضراء الباهتة وأزهار منفردة قرنفلية أو أرجوانية أو بيضاء وعليبات بذور تشبه الكرة.

الخشخاش المنوم موطنه غربي آسيا ويزرع اليوم على نطاق تجاري في كل أنحاء العالم كمصدر للمورفين والكوديين، وكمصدر محظور قانونيا لإنتاج الأفيون والهيروين. في الصيف تحز عليبات البذور ويجمع النسخ الأبيض (العصارة اللبنية) الذي ينضح منها في اليوم التالي ويجفف. الجزء المستخدم النسخ.

مكونات النبتة:

يحتوي الخشخاش المنوم على أكثر من ٤٠ قلوانيا افيونيا، بما في ذلك المورفين (ما يصل إلى ٢٠%) والناركوتين (نحو ٥%) والكوديين (نحو ١%) والبابافيرين (نحو ١%). كما أنه يحتوي على حمض الميكونيك والزلال واللثأ والسكريات والراتينج والشمع. وكثير من قلوانيات الخشخاش المنوم ذات مفعول علاجي ثابت. فالمورفين هو أحد أقوى المسكنات قاطبة، يستخدم على نطاق واسع في الطب التقليدي لتفريج الألم وبخاصة في الأمراض النهائية. والكوديين مسكن ألطف يستخدم للصداع والآلام الأخرى، وفي علاج أمراض الإسهال. وطبيعة الخشخاش المنوم الإدمانية مثبتة بشكل لا لبس فيه.

تاريخ وتراث النبتة:

يزرع الخشخاش المنوم لخصائصه الطبية منذ ٤٠٠٠ عام على الأقل، وقد أدخل إلى اليونان قبل نحو ٣٠٠٠ سنة. وقد ذكر في كتب الأعشاب الأشورية نحو ١٧٠٠ ق.م. وكتب الطبيب الإغريقي دسقوريدس (٤٠-٩٠) أن «نقيع الأوراق والرؤوس

المزهرة لا يضاهيه شيء في الحث على النوم إذا شرب وغسل به الرأس. ويصنع من الرؤوس المسحوقة الممزوجة مع الطحين لزقة مفيدة للالتهابات وللحمرة (عدوى جرثومية للجلد).

الأفعال والاستخدامات العلاجية:

* الأفيون (النسخ المجفف) مخدر قوي ومسكن ومضاد للتشنج كان يؤخذ لتفريج كل أنواع الألم. ويعتبر في كل المأثورات العشبية الطبية دواء باردا يخفض الوظائف البدنية ويركن أو يكبت النشاط العصبي والألم والسعال.

* نظرا لطبيعة الأفيون الإدمانية، لا يستخدم الأفيون إلا بعد فشل المسكنات القوية الأخرى في تفريج الألم.

* وهو أيضا علاج فعال للإسهال الحاد والسعال الشديد.

كان الناس قديما يأكلون البذور للمساعدة على النوم، أو تسحق الرؤوس التي تتركب منها الثمار ويوضع المسحوق على الجبهة لتسكين الصداع أو وجع الرأس. أما الآن فقد بطل استخدام الخشخاش ذاته، وإنما تستخدم العصارة التي تستخلص منه وهي الأفيون في الطب منوما ومخدرا، لأنها تضعف الإحساس بالآلام وتزيلها بسرعة.

يقبل بعض الناس على تعاطي هذه المادة السامة بدون إذن الطبيب كي يسبحوا في عالم الخيال أو يحصلوا على نوع من النشوة أو السعادة الوقتية المبهمة، بيد أن هذه النشوة المؤقتة سرعان ما تزول ويعقبها هبوط وانحطاط وشعور بالهموم وضيق الخلق، فيهرع البائس إلى تعاطي كمية أخرى ليزيل بها الضيق عن نفسه، وهكذا تتكون العادة الخبيثة، ونتائجها ارتباك في عملية الهضم والهزال والأرق وحكة في الجلد وسرعة الانفعال وانحطاط تدريجي في القوى العقلية.

التسمم بالخشخاش المنوم:

قد يحدث أن يتسمم الإنسان بهذه المادة، إذا زادت الكمية التي يتناولها عن مقدار معين، وأعراض التسمم في هذه الحالة دوار ونعاس وذهول، ونبض وتنفس سريعان في مبدأ الأمر، ثم يبطؤ النبض ويصبح خافتا ويبطؤ التنفس، ويشحب لون الوجه ويضيق إنسان العين.

يعالج المصاب برش الماء البارد على وجهه وتدليك الصدر بخرقة مبللة بالماء مع إعطائه مقيئا من الخردل وجرعات كبيرة من الماء الساخن بها آثار من برمنجنات البوتاسيوم، ثم يعطى مقدارا من القهوة الساخنة، وإذا كان المصاب غائبا عن صوابه تجرى له عملية التنفس الصناعي ويعطى حقنة شرجية من القهوة الساخنة.

جاء في تذكرة داود عن الخشخاش ما يأتي:

«هو عصارة الخشخاش ومعناه بالسريانية شقيقل أي المميت للأعضاء. وهو يؤخذ من الخشخاش إما بالشرط وهو أجود وأقوى أو بالطبخ حتى يغلظ وهو أضعف وأردأ. وهو بارد يابس قابض يقطع الإسهال وينفع من الصداع والنزلات والسعال وضيق النفس والربو وسائر الأمراض بالتخدير. ويذهب الحكة والجرب. وهو من السموم يقتل إلى درهمين. ومتى زاد أكله على أربعة أيام اعتاده بحيث يفضي تركه إلى الموت».

الخردل

الخردل Mustard- تباع بذور الخردل عند العطار وهي على نوعين بيضاء وسمراء، والمسحوق المائل للاصفرار الذي يستخدم عادة في المنزل مزيج من النوعين.

المكونات:

تحتوي البذور البيضاء على جلوكوسيد قابل للتبلور يعرف بالسنالبين Sinalbin ويتبين من قانونه أنه يحتوي على الكبريت. وتحتوي البذور السوداء على جلوكوسيد آخر بلوري عديم الرائحة وبه شيء من المرارة يسمى سينجرين Sinigrin وهذا المركب يتميأ بفعل الماء وبعض الأنزيمات. وينتج من تحلله altyl iso-sulphocyanate والجلوكوز.

وتحتوي البذور أيضا على ٢٥-٣٠% من زيت طيار له طعم حريف، وعند إضافة الماء الفاتر أو الخل إلى المسحوق لعمل عجينة منه ينفرد منه الزيت الطيار. ووجود هذا الزيت في البذور وهو سبب شيوع الخردل واستعماله بكثرة في الأكل، لأن طعمه الحريف ينبه غدد اللعاب ويدفئ المعدة وينشط إفراز العصارات الهاضمة فيها وفي الأمعاء، فينشأ عن ذلك فتح الشهية وزيادة الرغبة في التهام الطعام.

استعمال وفوائد الخردل العلاجية:

من الخارج:

* أكبر عامل فعال في بذور الخردل حدة طعمه في الفم، وهذه تفسرها الحرارة وتعطل مفعولها، لذلك يلاحظ عدم غلي بذور الخردل أو مسحوقها، وعدم تعريضها للماء الحار إلا عند الضرورة لاستعمالها في الحمامات لأقصر مدة ممكنة.

* يضاف مسحوق بذور الخردل إلى الحمامات الكلية أو الجزئية لمعالجة احتقان الرئة، وضعف القلب... فالأطفال الذين تبرد أجسامهم فجأة ويرزق لونهم أو يصفر، يوضعون حالا ولمدة دقيقتين في حمام خردلي ساخن.

* الحمامات الجزئية للساعدين تعمل عند المسنين لمعالجة النقرس، وعسر التنفس، وضعف القلب، وفقدان الحس في الأصابع، وضعف القلب الشيخوخي... وتعمل الحمامات القدمية الخردلية لمعالجة احتقان الرأس أو الصدر، والصداع والدواء (الدوخة).

* الحمامات القدمية الخردلية تزيل بسرعة عسر التنفس والشعور بالاختناق الناتجين عن التهاب اللوزتين وتضخمهما، وضيق المجاري الهوائية، كما أنها تدر الحيض المحتقن.

الحمام الخردلي الكلي:

يمزج مقدار ٢٠٠غم من مسحوق البذور بمقدار من الماء الفاتر إلى أن يصبح كالعجين، ثم يضاف بعد ذلك بنصف ساعة إلى ماء الحمام الساخن -البانيو- بدرجة ٣٧م ويمدد المريض بداخله لمدة عشر دقائق.

الحمامات الخردلية الجزئية:

حمامات الساعدين والقدمين، تعمل بإضافة ماء فاتر إلى ملعقتين كبيرتين من مسحوق البذور لتصبح عجينة رخوة، تذاب في ماء الحمام الجزئي الساخن بدرجة ٣٧م، ومدة الحمام فيه عشر دقائق.

إذا شعر المريض في الحمام الخردلي الكلي أو الجزئي بحرقان شديد في الجلد، يرفع حالا من الحمام، ويغسل جلده بالماء الساخن لإزالة الخردل عنه -مفعول الخردل المطلوب هو تخديشه للجلد على أن لا يصل هذا التخديش إلى درجة الحرقة وتكوين الفقاقيع.

اللبخة الخردلية:

يعالج باللبخة الخردلية الصداع العصبي، بوضع اللبخة فوق مؤخرة الرأس.

وتعالج آلام المعدة بوضع اللبخة فوق المعدة في أعلى البطن.

توضع اللبخة فوق الظهر لمعالجة احتقانات الرئة وما يرافقها من عسر التنفس، وازرقاق في اللون الناتج عن ضعف الدورة الدموية.

تعالج التهابات الحنجرة وفقدان الصوت (البحة) بوضع اللبخة الخردلية فوق الحنجرة على الرقبة.

كيفية عمل اللبخة:

تحضر اللبخة بإضافة جزء من مسحوق بذر الكتان، ثم يعجن المزيج بالماء بالبارد مع التقليب المستمر حتى تتكون عجينة مائعة متجانسة، فتصب على قطعة من الشاش وتوضع على الجزء المصاب من الجسم بحيث تلمس العجينة الجلد مباشرة، وبعد خمس عشر دقيقة تنزع اللبخة ويجفف ما تحتها من الجلد حتى لا تحدث حروقا في الجسم.

* من المعروف عن مرض الحصبة أن درجة الحرارة فيه تنخفض بظهور الطفح، وللإسراع في ظهوره يلف الجسم لمدة ٥-١٠ دقائق بفوطة مبللة بماء ساخن أضيف إليه مقدار ٣:٢ ملاعق من بذور الخردل.

* تعالج التهاب الفم المصحوبة بتبقعات بغرغرة الخردل، وتعمل بمزج ١٥ غم من مسحوق الخردل بنصف لتر من الماء الفاتر.

* تعالج تشققات جلد الأيدي وخشونتها بتدليكها وغسلها بزبد الصابون ممزوجا بقليل من مسحوق الخردل.

استعمال الخردل من الداخل:

* أخذ الخردل من الداخل أفضل دواء مقيء يمكن تناوله في حالات التسمم، فتضاف ملعقة من مسحوق الخردل إلى كوب من الماء الدافئ. وهو سريع الفعل في إحداث القيء، كما أنه ينبه القلب ويساعد على إفراز العرق من الجسم.

* تعطى حبتان من الخردل صباحا قبل الأكل ولمدة بضعة أيام للوقاية من الشلل الدماغي (انفجار شريان في الدماغ في مرض تصلب الشرايين الدماغية وازدياد ضغط الدم).

* استعمال الخردل باعتدال في الطعام يحسن الشهية، ويساعد على الهضم، ويلين البطن، ويطرد الغازات من الأمعاء... ويسمح باستعمال الخردل بكميات قليلة لجميع الأشخاص ذوي الهضم السليم، ويمنع عن المصابين بعسر الهضم، وأمراض الكبد، والقلب، والروماتيزم.

والزيت الطيار لبذور الخردل عديم اللون حاد الرائحة كثافته حول ١.٠٢ غم ويغلي في درجة ١٤٨م، وإذا وضع على البشرة أحدث بها نفطات.

جاء في تذكرة داود عن الخردل:

«الخردل نوعان نابت يسمى البر ومستنبت هو البستاني وكل منهما إما أبيض أو أحمر وكله حريف حاد إذا أطلق يراد بزره. وهو حار يابس نافع لكل مرض بارد كالفالج والنقرس والحميات الباردة شربا وضمادا ويحلل الورم. ويطبخ ويغرغر به فيسكن أوجاع الفم والأسنان ويمنع النزلات ويحلل الرياح الغليظة واليرقان والسدد وصلابات الكبد والطحال ويفتت الحصى ويدر الفضلات ويهضم هضما لا يفعله غيره وأهل مصر يأكلونه مع الشوا في العيد الأضحى. وإذا اكتحل به جلا الظلمة والبياض خصوصا ما اعتصر من بزره طريا وجفف. وبالعسل يزيل السعال المزمن والربو وأوجاع الصدر والبلغم الغليظ ودخانه يطرد الهوام. وهو معطش يولد الحرارة ويصلحه الخل واللوز وأن يؤخذ مع الأغذية الغليظة وشربته إلى ثلاثة مثاقيل».

الخروب

الخروب، الخرنوب Carob: شجرة دائمة الخضرة تعلو ١٠ أمتار. لها أوراق مركبة وأزهار خضراء وثمرة كبيرة بنفسجية إلى بنية (قرون الحبوب). الأجزاء المستخدمة الثمر واللحاء.

مكونات الخروب:

تحتوي الثمرة على ما يصل إلى ٧٠% من السكريات والدهون والنشاء والبروتينات والفيتامينات وحمض التنيك.

تاريخ وتراث الخروب:

في مصر القديمة، كانت قرون الخروب تمزج مع العصيدة والعسل والشمع كعلاج للإسهال. كما تظهر في وصفات لطرد الديدان وعلاج ضعف البصر وعداوي العين. وفي القرن الميلادي الأول، كتب الطبيب الإغريقي دسقومريدس أن الخروب يفرج ألم المعدة وينظم الهضم. وكان الخروب هاما في طقوس الكنيسة المسيحية المبكرة.. واستخدم لب القرون منذ القدم كطعام حلو. ويشكل هذا اللب كدقيق أساس المشروبات المنكهة بالكاكاو.

فوائد الخروب العلاجية:

قرون الخروب مغذية وملينة معتدلة نظرا لارتفاع محتوى السكر فيها. غير أن مغلي اللب مضاد للإسهال أيضا ويساعد في تطهير الأمعاء وتفريج التهيج فيها.

تبدو هذه التأثيرات متناقضة، لكن الخروب مثال على كيفية استجابة الجسم للأدوية العشبية بطرق مختلفة تبعا لطريقة إعداد العشبة والمشكلة الطبية. اللحاء قابض قوي ويؤخذ مغلي منه لعلاج حالات الإسهال.

السورنجان

السورنجان، العنكة: نبتة معمرة جذابة تنمو من قرمه تشبه البصلة وتعلو ١٠سم. لها أوراق رمحية مستدقة وأزهار أنبوبية قرنفلية سداسية في الخريف.

ينمو السورنجان في البرية في الأحراج والمروج الرطبة، كما أنه يزرع. تقلع القرمة في أواخر الصيف. الأجزاء المستخدمة القرمة والبذور.

مكونات السورنجان:

يحتوي على القلوانيات (بما في ذلك الكولشيسين Colchicin) والفلافونيات.

الكولشيسين مضاد للالتهاب، يستخدم في الطب التقليدي لنوبات النقرس الحادة. ولأنه يؤثر على انقسام الخلايا، يمكن أن يتسبب بتشوه جنيني. ويستخدم في المختبر لإنشاء سلالات وراثية جديدة.

الفوائد العلاجية:

- استخدمه الأطباء العرب في العصور الوسطى لعلاج ألم المفاصل والنقرس.

- يعتبر السورنجان أفضل علاج لألم النقرس الحاد رغم سميته.

- عولجت اللوكيميا بالسورنجان بنجاح.

- استخدمت النبتة بنجاح لعلاج متلازمة بهست Behcet، وهي مرض مزمن يتسم بمعاودة القروح واللوكيميا.

- توضع العشبة خارجيا لتفريج الألم العصبي والحكة.

تنبيه: هذه العشبة عالية السمية. لا تستخدم إلا بإشراف اختصاصي. لا تستخدم أثناء الحمل.

جاء في تذكرة داود عن السورنجان:

«السورنجان نبت يتقدم غالب النباتات آخر الشتاء أثر الثلوج في الجبال والروابي وأصوله كأنها البصل الصغير إلى استدارة ولين وأجوده الأبيض الطيب الرائحة ومنه أيضا الأحمر والأسود.

تبقى قوته ثلاث سنين وهو حار يابس يقطع البلغم بسائر أنواعه خصوصا من الوركين والمفاصل وبالصبر يزيل عرق النسا وإن عجن بالزعفران والبيض سكن وجع العظم وحلل الأورام ويفتح السدد ويزيل اليرقان. وهو رديء للمعدة والكبد وتصلحه الكثيرا أو السكر وشربته درهم».

جاء في كتاب الأدوية المفردة «للسلطان الأشرف» عن هذه العطارة:

«السورنجان هو العنكة بالديار المصرية وأكثر ما ينبت في سطوح الجبال والروابي وأجوده ما ابيض. أما الأسود والأحمر منه فإنهما ضاران جدا وهو يسهل البلغم وينفع من وجع المفاصل والنقرس وقدر ما يؤخذ منه نصف درهم مع السكر».

الصبر

الصبر Aloe عصارة متجمدة تؤخذ من نبات الصبارة Aloe vera ومن أنواع أخرى من نباتات الصبر التي تنمو في جزائر الهند الشرقية وعلى ساحل أفريقيا الغربية وحول زنزبار.

للحصول على الصبر من هذه النباتات تشرط الأوراق السميكة في خطوط مستعرضة وتعرض العصارة التي تسيل منها للتبخر حتى الجفاف، فيتخلف الصبر على هيئة مادة راتنجية صلبة قاتمة اللون. وهذه المادة لها رائحة غير مقبولة وطعم مر يسبب الغثيان.

مكونات الصبر:

الأصل الفعال في معظم أنواع الصبر مركب يعرف بالصبرين Aloin وهو جلوكوسيد مشابه في التركيب والخواص للريين Rhein وهذا المركب هو الجوهر الفعال في نبات الرواند ويحتوي الصبر أيضا على جلوكوسيد مر يعرف بالبار بالوين Bar baloin وعلى الحامض القرفي Cinnamic acid، ولا يذوب الصبر في الماء، ولكنه يذوب في الكحول الذي درجة تركيزه ٦٠%.

الفوائد العلاجية:

- الصبر من العطارات النباتية المسهلة، وتأثيره المسهل غير عنيف، فهو لا يسبب ألما في الأمعاء عند تناوله.

- يؤثر الصبر على جزء كبير من الجهاز الهضمي، فمرارته تنبه المعدة وتزيد من قدرتها على الهضم.

- الصبر يساعد على زيادة إفراز الصفراء التي تنصب في الأمعاء الدقيقة. غير أن أهم تأثير له يقع على الأمعاء الغليظة، ينبه عضلاتها ويساعد على دفع محتوياتها إلى الخارج.

جاء في تذكرة داود عن الصبر:

«..والصبر من الأدوية الشريفة. قيل لما جلبه الاسكندر من اليمن إلى مصر كتب إليه المعلم ألا تقيم على هذه الشجرة خادما غير اليونانيين لأن الناس لا يدرون قدرها. وهو حار يابس يخرج الأخلاط الثلاثة وينقي الدماغ وأوجاع الصدر وأمراض المعدة كلها ويقوي أفعال الأدوية. ويذهب الحكة والجرب والقروح والحمرة طلاء بالعسل. ويطول الشعر ويسوده ويقتل القمل وينبت الشعر بعد القراع. والاكتحال به يحد البصر. وإن طبخ بماء الكراث أبرأ أمراض المعدة كلها وأسقط البواسير. وهو يضر الشبان ويفسد الكبد ويبقى في طبقات المعدة سبعة أيام وتصلحه المصطكى».

العنبر

العنبر Ambergris: مادة دهنية توجد طافية على سطح الماء في بعض البحار، أو يقذفها البحر على الشواطئ في البلاد الحارة. وله رائحة ذكية تشبه رائحة المسك، ويغلب على الظن أن منشؤه انعقادات صفراوية تتكون في أمعاء بعض الحيتان البحرية Sperma ceti whale كما تتكون الحصوات المرارية عند الإنسان وغيره من الحيوانات الثديية.

صفات ومكونات العنبر:

العنبر مادة طرية القوام، وعند إخراجه من أمعاء الحوت يكون ذا لون قاتم ورائحة غير مقبولة، ولكن بتركه مدة من الزمن يجمد تدريجيا وينصل لونه ويكتسب رائحته الزكية المعهودة. وتتراوح كثافة العنبر بين ٠.٧٨٠-٠.٩٢٦، وهو ينصهر حوالي درجة ٦٣م إلى سائل راتنجي أصفر اللون، وعند ١٠٠م يتطاير إلى بخار أبيض اللون. ويذوب العنبر في الأثير وكثير من الزيوت ولكنه لا يتأثر بالأحماض، وإذا عولج بالكحول الساخن أمكن الحصول من المحلول على بلورات ناصعة البياض من مادة تعرف بالأمبريين ambrein يشبه في تركيبه الكيماوي مادة الكولسترين Cholesterin التي توجد بكثرة في الحصوات الصفراوية.

استخدامات وفوائد العنبر العلاجية:

الطب الحديث -لا ينسب للعنبر أهمية خاصة كمادة من مواد العلاج.

الطب القديم -في نظر الطب القديم فهو: «أجل المفردات في تحضير الأدوية والمركبات» وأن له «فعل السحر في الشفاء من سائر العلل والأمراض».

يقول داود عن مادة العنبر الغالية الثمن النادرة:

«الصحيح أنه عيون بقاع البحر تقذف دهنية فإذا فارت على وجه الماء جمدت فيلقيها البحر إلى الساحل. وقيل هو روث لسمك مخصوص وهذه خرافة لأن السمك يبلعه فيموت ويطفو فيوجد في جوفه. وأجوده الأشهب العطر ويليه الأزرق فالأصفر فالستقي. والذي يمضغ ويمط ولم يتقطع فهو خالص وغيره رديء ويغش بالجص واللادن والشمع بنسب تركيبية لا تعرف إلا للحذاق. وموضعه بحر عمان والمندب وساحل الخليج المغربي وتبلغ القطعة منه ألف مثقال. وخالصه يوجد فيه أظغار الطيور لأنها تنزل عليه فيجذب أظغارها. وهو حار يابس ينفع سائر أمراض الدماغ ومن الجنون والنزلات وأمراض الأذن والأنف وعلل الصدر والسعال والربو والخفقان وقروح الرئة وضعف المعدة والفالج وعرق النسا والمفاصل شما وأكلا. ويقوي الحواس وينعش القوى ويفتح الشهية وإن لوزم بماء العسل أعاد قوة الشباب إلى الكهل. ودخانه يطرد الهوام ويمنع الوباء وقيل إنه يضر المعي ويصلحه الصمغ».

الغار

الغار، الرند Bay Laurel: شجرة عطرية دائمة الخضرة تعلو ٢٠ مترا. لها أوراق جلدية خضراء داكنة وأزهار صغيرة صفراء ذكرية وأنثوية وعنبات سوداء لامعة.

الغار موطنه البلدان المتوسطية، وهو يفضل المواقع الرطبة أو الظليلة. وهو أيضا عشبة حدائق شهيرة تزرع على نطاق واسع لاستخداماتها المطبخية. تقطف الأوراق على مدار السنة. الأجزاء المستخدمة الأوراق والزيت العطري.

مكونات الغار:

يحتوي على ٣٠% من الزيت الطيار (بما في ذلك ٣٠-٥٠% من السينيول واللينالول وألفا البينين وألفا التربينيول وأستات ولثأ وحمض تنيك وراتينج).

فوائد الغار العلاجية:

الطب القديم:

– كان يعتقد أن العشبة واقية عظيمة وشافية.

– كان يؤخذ نقيع الأوراق لتأثيره المدفئ والمقوي للمعدة والمثانة.

– كانت تستخدم لزقة من الأوراق لتفريج عضات الزنابير والنحل.

– كتب الطبيب الإغريقي تسقوديرس في القرن الميلادي الأول أن لحاء الغار يفتت حصى الكلى ومفيد لأمراض الكبد.

الطب الحديث:

– يستخدم الغار بشكل رئيسي لعلاج اضطرابات السبيل الهضمي الأعلى.

- يفيد في تلطيف أوجاع المفصل والآلام.

- مقو للمعدة.

- منبه للشهية وإفراز العصارات الهضمية.

- عندما يستعمل كمكون في الطهي، تحض أوراق الغار على الهضم وامتصاص الغذاء. وللأوراق تأثير إيجابي مشابه لتأثير النعنع السنبلي وإكليل الجبل (حصا البان) في المساعدة على تفكيك الطعام الثقيل، وبخاصة اللحم.

- يفيد في الحض على بدء دورات الحيض.

- يستخدم الزيت العطري بشكل رئيسي كحفيف احتكاكي حيث يخفف في زيت ناقل وتدلك به العضلات والمفاصل الموجعة. ويمكن أن يضاف مغلي الأوراق إلى المغطس لتلطيف الأطراف المؤلمة.

تنبيه: لا يؤخذ الزيت العطري للغار داخليا. وقد ينتج رد فعل الرجي (حساسية) عن الاستخدام الخارجي، لذا يجب وضع الزيت بتركيزات محففة جدا.

في تذكرة داود عن الغار تحت عنوان آلاس:

«آلاس نوع من الريحان والمستنبت منه أرفع من الرمان وربما ساوى المحلب وهو مر الورق حلو الخشب ثمره إلى سواد كالعنب في الحجم. محلل أولا قابض ثانيا ينفع من الصداع والنزلات مطلقا ويحبس الإسهال والدم كيفما استعمل ويفتت الحصى شربا ويضعف البواسير ويزيل الورم والهوام ولو بخورا».

جاء في كتاب «الأدوية المفردة» تحت عنوان الغار:

«الغار شجر له ثمر أصغر من البندق أسود القشر وورقه طيب الرائحة يقع في العطور وحبه حار مجفف تجفيفا قويا ولحاء أصوله أقل حدة وطرفة وأشد مرارة وفيه قبض.

وهو يفتت الحصى وينفع من علل الكبد ووجع الطحال وأن شرب مقدار ملعقتين يابسا مسحوقا

سكن المغص لساعته وأن رش نقيعه في البيت طرد الذباب وإذا طبخ ورقه بالخل نفع من وجه

الأسنان».

الكبيبة

الكبيبة (كبابة صيني) Copaiba: شجرة دائمة الخضرة تعلو ١٨ مترا. لها أوراق مركبة وأزهار صغيرة صفراء.

موطنها أميركا الجنوبية المدارية. وتوجد أيضا في جنوبي أفريقيا. يستخرج منها راتينج زيتي، وهو مزيج من زيت طيار وراتينج، بحفر ثقوب في الجذع. الجزء المستخدم: الراتينج الزيتي.

مكونات الكبيبة:

يحتوي الراتينج الزيتي على زيت طيار (٣٠-٩٠%) يحتوي بدوره على ألفا وبيتا الكاريوفيلين والتربينات الأحادية النصفية والراتينجات وحموض التيربينيك.

الفوائد العلاجية:

- مطهرة ومدرة للبول ومنبهة.

- تستخدم بشكل أساسي ضد المخاط في الصدر والجهاز البولي التناسلي.

- تهيج الأغشية المخاطية وتحض على لفظ المخاط بالسعال.

- يؤخذ محلول أو صبغة الكبيبة لالتهاب القصبات والتهاب المثانة المزمن.

- ويؤخذ محلول أو صبغة الكبيبة للإسهال والبواسير.

- تفيد لعلاج السيلان والأكزيما والأمراض الجلدية.

تنبيه: لا تستخدم إلا بإشراف اختصاصي.

يقول داود في الكبيبة (الكبابة):

«شجرها كالآس وأجودها الرزني الطيب الرائحة تبقى قوتها عشر سنين. حارة يابسة تنفع من القروح وأمراض اللثة وكراهة البخار وفساد المعدة والكبد والطحال والرياح والحصى والصداع المزمن شربا ومضغا. وتقع في الأطياب فتشد البدن وتقطع الرائحة الكريهة والخفقان وتنقي الكلى والصوت وتضر المثانة ويصلحها المصطكى».

الكينا

الكينا Cinchana, Peruvian Bark: شجرة دائمة الخضرة تعلو ٢٥ مترا. لها لحاء محمر وأوراق يبلغ طولها ٥٠سم.

الكينا مشهورة كمصدر للكينين، وهو علاج الملاريا الأكثر شهرة في العالم منذ عدة قرون.

مكونات الكينا الرئيسية:

قلوانيات (١٥٪ على الأكثر)، لا سيما قلوانيات الكينولين (كينين، كينيدين) وقلوانيات الإندول (سيكونامين)؛ غليكوزيدات ثلاثية التربين مرة؛ حموض التنيك؛ حمض الكينيك.

فوائد الكينا العلاجية:

* مرة.

* تخفض الحمى.

* مقوية.

* تفتح الشهية.

* مضادة للتشنج.

* مضادة للملاريا.

* قابضة.

* مضادة للجراثيم.

* الكينين: مادة مضادة للملاريا ومضادة للجراثيم في آن معا. وهي مضادة للتشنج على غرار القلوانيات الأخرى.

* مرة: تعطي تنبيها منعكسا للهضم ككل فتزيد إفرازات المعدة.

* الكينيدين: كابت قلبي معروف بأنه يخفض سرعة القلب ويحسن عدم انتظام خفقان القلب.

* علاج مأثور: تأخذ الشعوب المحلية في البيرو الكينا منذ عدة سنوات، ولا تزال علاجا كثير الاستعمال للحميات والمشكلات الهضمية والعدوى.

* مضادة للملاريا: كانت الكينا، وبخاصة الكينين، العلاج الرئيسي للملاريا. ومنذ الستينات من القرن الماضي أدت مقاومة طفيلية الملاريا لعقار الكلوروكين التركيبي إلى استخدام الكينين من جديد للوقاية من الملاريا وعلاجها. ويستخدم الكينين أيضا لعلاج حالات حمية حادة أخرى.

* منبهة هضمية: تنبه الكينا، باعتبارها مقوية مرة، اللعاب والإفرازات الهضمية والشهية، وتحسن وظيفة الهضم الضعيفة.

* محلول للغرغرة: الكينا مفيدة كمحلول للغرغرة من أجل التهابات الحلق.

* تشنج العضلات: تستخدم العشبة كدواء عشبي من أجل المغص وتشنج العضلات Cramp. لا سيما المغص الليلي، كما أنها تفرج التهاب المفاصل.

* تفيد في حالات عرق النسا والزحار Dysentry.

* تستخدم قشور الكينا في تحضير الأدوية المقوية للدم والأدوية التي تساعد على الهضم.

* أملاح الكينين تستخدم في معالجة الملاريا وتخفيف وطأة بعض الحميات الأخرى.

* قشور الكينا مفيدة للأشخاص الذين يدمنون شرب الخمر.

* يضاف مسحوق الكينا إلى معاجين الأسنان لتقوية اللثة، وذلك بتأثيرها القابض.

الكندر (اللبان الذكر)

الكندر (اللبان الذكر) Gum Olibanum Frankincense: نوع من الصمغ الراتنجي يحصل عليه بإحداث شقوق في سيقان بعض أشجار اللادن (boswella carteril)، وهي أشجار صغيرة تنمو في جنوب الجزيرة العربية وفي الصومال. وللكندر رائحة عطرية مقبولة وطعم فيه شيء قليل من المرارة.

تركيب الكندر:

٦٠-٧٠% راتنج ونحو ٣٠% صمغ و٣-٨% زيوت طيارة وأجسام عطرية. يحتوي الكندر على مركبات إيدرو كربون يعرف بالأولبين. وبتقطير الصمغ يحصل على زيت قريب الشبه بزيت التربنتينا كثافته ٠.٨٧٥-٠.٨٨٥غم يذوب في كل من الأثير والكحول.

فوائد الكندر العلاجية:

* منبه ومدر للطمث.

* مفيد في التهابات الحنجرة والشعب الهوائية.

* يدخل في تركيب كثير من الضمادات (اللزقات plasters) ومساحيق التبخير ضد العدوى (fumigating powders).

* يستخدم في البخور وفي عمل بعض المحاليل العطرية.

جاء في تذكرة داود عن الكندر:

«الكندر هو اللبان الذكر صمغ شجرة نحو ذراعين تنمو بجبال اليمن. الذكر منه المستدير الصلب الضارب إلى الحمرة والأنثى الأبيض الهش. يحبس الدم ويصفي الصوت وينقي البلغم خصوصا مع المصطكى. ويقطع الرائحة الكريهة

وعسر النفس والسعال والربو مع الصمغ أو الكثيرا. والرياح الغليظة ورطوبات الرأس بالعسل أو السكر. وأمراض الأذن بالزيت مطلقا. ويزيل القروح كلها باطنة كانت أو ظاهرة شربا وطلاء. والغثيان والقيء بالصمغ. ودخانه يطرد الهوام ويصلح الهواء والوباء والوخم وإكثاره يحرق الدم. والذي يلتهب منه مغشوش ينبغي اجتنابه».

جاء في قانون ابن سينا عن الكندر:

«الكندر صمغ شجرة لا غير وقد يكون بالبلاد المعروفة عند اليونانيين بمدينة الكندر وقد يكون أيضا ببلاد الهند ولونه إلى اللون الياقوتي وهو بعد زمان طويل يصير لونه إلى الشقرة وأجوده المسمى الذكر. وقد يكون الكندر ببلاد الغرب وهو دون الأول في الجودة. وهو حابس للدم والاستكثار منه يحرق الدم مدمل جدا وخصوصا الجراحات الطرية ويمنع الخبيثة منها من الانتشار ويصلح القروح الكائنة من الحرق وينفع الذهن ويقويه ومن الناس من يأمر بإدمان شرب نقيعه على الريق والاستكثار منه مصدع. ويدمل قروح العين ويقطع سيلان الرطوبات الفاسدة ويحبس القيء وقشاره يقوي المعدة ويشدها وينفع من الحميات البلغمية».

لسان الحمل

لسان الحمل، زمارة الراعي، آذان الجدي Psyllium: نبتة حولية تعلو ٤٠سم، لها أوراق رفيعة وعناقيد من الأزهار البيضاء إلى بنية. وهو أصناف: لسان الحمل البستاني ولسان الحمل المتوسط ولسان الحمل الكبير وهي إذا اختلفت في شكلها الظاهري تتشابه إلى حد كبير في الصفات والطباع.

مكونات النبتة:

لثأ؛ زيت ثابت (٢.٥%) -لينولينيك وحموض دهنية بلميتية وأوليية بشكل أساسي؛ نشاء.

فوائد النبتة العلاجية:

- ملين: يوصف في الطب التقليدي فضلا عن طب الأعشاب للإمساك وبخاصة عندما تنتج الحالة عن أمعاء مفرطة التوتر أو مفرطة الاسترخاء.
- تحتوي البذور وقشر الثمر على مستويات عالية من الألياف (اللثأ) وهي تتوسع فتصبح هلامية عندما تبتل بالماء. وهي، إذ تحافظ على مستوى عال من الماء في المعي الغليظ، تزيد من حجم البراز وتسهل مروره.
- المشكلات المعوية: لسان الحمل مفيد أيضا للإسهال. مفيد لمتلازمة الأمعاء الهيوجة، والتهاب القولون التقرحي، وداء كرون Crohn.
- علاج للزحار dysentry.
- تفريج البواسير: تساعد في تليين البراز وخفض تهيج الوريد المتمددة.
- عشبة مضادة للتسمم: للثأ الناتج عن تبلل لسان الحمل بالماء القدرة على امتصاص المواد السامة ضمن المعي الغليظ ويؤخذ لسان الحمل عادة

لخفض التسمم التلقائي (تطرد الذيفانات من الجسم مع البذور وقشور الثمر في البراز).

- الاعتلالات الهضمية: يؤخذ لسان الحمل لقروح المعدة والاثنا عشري وعسر الهضم الحمضي.

- العداوي البولية: يمتد المفعول المطري للنبتة إلى السبيل البولي. في الهند يؤخذ نقيع من البذور من أجل التهاب الإحليل urethritis.

- استخدامات خارجية: عندما تنقع قشور الثمر في نقيع من أذريون الحدائق، يصنع منها لبخة فيستخلص الالتهاب من الحبوب والدمامل والدواحس (الأورام المتقيحة لأطراف الأصابع) whitlows.

جاء في تذكرة داود الأنطاكي عن لسان الحمل:

«ينفع من السل والربو ونفث الدم وقروح الفم والرئة واللثة والطحال وحرقة البول والنزف شربا والأورام طلاء والقرح ضمادا وذروا ويلحم ويجلد ويمنع الصرع وحرق النار وداء الفيل ومطلق السدد وضعف الكبد وأوجاع الأذن قطورا والنواصير والأرحام».

الميعة السائلة

الميعة السائلة Liquidamber, Styrax: تنمو أشجار الميعة السائلة في آسيا الصغرى وعند شرط الساق يخرج منها بلسم سائل يعرف بالميعة، وهو سائل لزج غير شفاف يحتوي على: ٢٠-٧٠% من الماء؛ ٢٣% من الحمض القرفي Cinnamic acid؛ ٢٢% أسترات عطرية Aromatic esters أهمها (ستيرول)؛ ٢% فانلين Vanilin، راتنج مكون من ستورزينول Storesinol.

يمكن الحصول على الميعة النقية بإذابة المادة الغفل في الكحول ثم ترشيح المحلول وتبخيره إلى الجفاف فوق حمام مائي. والميعة النقية صفراء مائلة إلى اللون الأسمر وتذوب بسهولة في كل من الكحول والأثير.

الاستخدام والفوائد العلاجية:

- تستخدم الميعة في البخور وفي عمل بعض أنواع الحلوى.

- تستخدم في تركيب عدد من الروائح العطرية.

- لبلسم الميعة خواص منبهة ومنفثة expectorant.

- تدخل في تركيب بعض المراهم التي تستعمل لمداواة الجرب وبعض الأمراض الجلدية الطفيلية.

جاء في تذكرة داود عن الميعة:

«الميعة سائل أشقر إلى صفرة طيب الرائحة مأخوذ من الأشجار وتبقى قوته إلى عشر سنين. وهي حارة يابسة تحلل سائر أمراض الصدر من سعال وغيره والرياح الغليظة والاستسقاء وأوجاع الظهر والطحال والكلى والمثانة والجذام وإن استحكم مطلقا ولو بخورا. وأنواع البلغم اللزج شربا بالماء الحار وتلين برفق وتعجن بها ضمادات النقرس والمفاصل فيقوي عملها. وتمنع الرعشة والنزلات والزكام والصداع بخورا. وتدر الحيض وتسقط الأجنة وتضر الرئة ويصلحها المصطكى وشربتها من مثقال إلى ثلاثة».

المصطكى

المصطكى Mastic: مادة راتنجية ترشح من لحاء نوع من أشجار الفتسق الدائمة الاخضرار التي تنمو على شواطئ البحر الأبيض المتوسط في إسبانيا إلى بلاد الشام، ويحصل عليها بإحداث شقوق رأسية في الساق خلال أشهر الصيف، فتخرج القصارة الراتنجية وتتجمد بسرعة، ثم تجمع كل خمسة عشر يوما.

المصطكى مادة شفافة لها مظهر زجاجي ولونها أصفر شاحب، ثم يقتم هذا اللون بمضي الزمن عليها.

الاستعمال والفوائد العلاجية:

- تمضع لتقوية الأسنان وإزالة الرائحة الكريهة من الفم.

- تستعمل في كثير من الأقطار الشرقية في البخور.

- يستخدم محلول المصطكى في الإثير أو الكحول أو الكلوروفورم كي يشرب به القطن ويوضع على الأسنان لتسكين الألم، ويستخدم الراتنج ذاته في ملئ الأسنان وإيقاف التسويس.

- تذوب المصطكى أيضا في كل من الأسيتون وعطر التربنتين، ويستخدم المزيج في صناعة طلاء اللاكيه Laquier وعمل بعض أنواع الدهانات والورنيش.

جاء في تذكرة داود عن المصطكى:

«تسمى أيضا العلك الرومي والجيد منها أبيض ناعم حلو طيب الرائحة قيل أنها تؤخذ بالشرط والصحيح أنها تدفع بحركة طبيعية إلى ظاهر العود كغيرها من الصموغ. وهي حارة يابسة تذهب الصداع والنزلات وتسهل البلغم والصفرا مع الصبر. وتنفي القصبة وتقطع النزف مع الكهرباء (الكهرمان). وتذهب الرياح الغليظة وسوء الهضم وضعف الكبد والطحال والقروح مطلقا. وإن طبخت في

الشيرج (الزيت) وقطرت في الأذن فتحت السدد وأزالت الصمم. وإن طبخت في الماء نفع هذا

الماء في الاستسقاء والقيء والغثيان وقوى الهضم. وهي تضر المثانة ويصلحها الورد».

المردقوش

المردقوش البستاني Sweet Marjoram: نبتة معمرة خشبية تعلو ٥٠سم. لها أوراق بيضوية عطرية وأزهار بيضاء إلى قرنفلية تبرز من آباط الأوراق العليا.

الأجزاء المستخدمة: الأجزاء الهوائية والزيت العطري.

مكونات النبتة:

يحتوي المردقوش البستاني على نحو ٣% من الزيت الطيار (يتكون من هيدرات السابنين والسابنين واللينالول والكارفاكرول وتربينات أخرى) والفلافونيات وحمض الكافيئيك وحمض الروزمارينيك وثلاثيات التربينوييد.

فوائد النبتة العلاجية:

- في سنة ١٥٩٧م، أورد العشاب جيرارد أن المردفوش علاج لأمراض الدماغ والرأس الناتجة عن البرد ويؤخذ وفق ما ترغب عندما يستنشق يحث على العطاس ويطرد الكثير من البلغم. وعندما يمضغ في الفم يخفف من ألم الأسنان.

- يستخدم المردفوش البستاني كعشبة طهيية بشكل رئيسي.

- نظرا لخصائص النبتة المنبهة والمضادة للتشنج يفيد طبيا.

- يعالج المردفوش انتفاخ البطن والمغص والمشكلات التنفسية.

- للنبتة تأثير قوي على الجهاز العصبي.

- المردفوش مقو عام يساعد في تفريج القلق والصداع.

تنبيه: لا يؤخذ كدواء أثناء الحمل. لا يؤخذ الزيت العطري داخليا.

- يخفف آلام الطمث، يكافح انحباس البول.

- يشفي آثار الجروح والتقرحات.

- ينشط الكليتين والرئتين، الكبد، الطحال، والرحم، والمعدة، والأمعاء، وضعف الشهية. وآلام أسفل البطن التشنجية قبيل وأثناء الطمث.

- يساعد الجسم على التخلص من السموم عن طريق الإكثار من إفراز العرق.

- مطهر للقصبة الهوائية من المواد المخاطية، وذلك باستنشاق البخار المتصاعد من غليه، أو الدخان الناتج من احتراقه.

- مكافح للرشح والنزلات الشعبية استنشاقا وشربا.

- الغرغرة بالمردفوش تزيل ما بالفم واللسان من قلاع أو غيره... مسحوق النبتة أفضل من معجون الأسنان.

يحضر من المردفوش مرهم يدلك به الأنف لعلاج الزكام وذلك بمزج ٥٠ غم من عصير العشبة مع ٣٠ غم من الفازلين.

لتحضير مستحلب الأزهار والأغصان المجففة: يغلى مقدار ٢غم من النبتة في فنجان من الماء ويشرب مقدار فنجانين من المغلي يوميا على جرعات متعددة.

الزيزفون

الزيزفون Lime, Linden شجرة معبلة تعلو ٣٠ مترا، لها لحاء رمادي أملس وأوراق قلبية وعناقيد من الأزهار الصفراء الباهتة ذات قنابات شبيهة بالأجنحة. الأجزاء المستخدمة الأزهار.

مكونات الزيزفون:

يحتوي الزيزفون على فلافونيات (وبخاصة الكوبرسيتين والكامفيرول) وحمض الكافييك وحموض أخرى ولثأ (نحو ٣%) وحموض تنيك وزيت طيار وآثار من مركبات شبيهة بالبنزوديازيبين. الفلافونيات تحسن دوران الدم.

الأفعال والفوائد العلاجية:

* الزيزفون دواء مضاد للتشنج ومحث على العرق ومركن.

* يفرج التوتر والصداع الجيبي ويساعد في تهدئة العقل ويتيح النوم بسهولة.

* دواء ممتاز للكرب والذعر ويستخدم بشكل خاص لعلاج الخفقان العصبي.

* تفرج الأزهار الزكام والانفلونزا بخفض النزلة الأنفية وتلطيف الحمى.

* تؤخذ أزهار الزيزفون لخفض ضغط الدم العالي، لا سيما عندما يكون للعوامل العاطفية دور في ذلك.

* تستخدم الأزهار على المدى الطويل لعلاج ارتفاع ضغط الدم الانقباضي المصاحب لتصلب الشرايين.

* نظرا لخصائص أزهار الزيزفون المطرية، فإنها تستخدم كدهون للجلد المستحك.

* يستعمل مسحوق فحم خشب الأغصان لمعالجة الجروح والقروح النتنة في الجلد، يزر المسحوق فوقها، حيث يمتص عفونتها فتزول رائحتها الكريهة ويسرع بشفائها.

* يستعمل مسحوق فحمها لتنظيف الأسنان واللثة وإزالة الروائح الكريهة من الفم.

الزعرور

الزعرور Hawthorn: شجرة شائكة معبلة ذات أوراق صغيرة وأزهار بيضاء وعنبات حمراء، تعلو ٨ متر.

مكونات الزعرور الرئيسية:

فلافونيات حيوية (روتين، كويرسيتين)؛ ثلاثيات التربينوبيد؛ غليكوزيدات مولدة للسيانوجين؛ أمينات (ثلاثي الميتيل أمين، في الأزهار فقط)؛ كومارنيات، حموض التنيك.

الفوائد العلاجية:

مقو للقلب، يوسع الأوعية الدموية، مرخ، مزيل للسموم.

* علاج للقلب: يستخدم الزعرور اليوم لعلاج الذبحة ومرض الشريان التاجي. كما أنه مفيد لقصور القلب الاحتقاني المعتدل وضربات القلب غير المنتظمة. وهو يعمل بشكل ناجح لكنه قد يتطلب عدة أشهر ليعطي نتائج ملحوظة. وعلى غرار أعشاب أخرى، يعمل الزعرور بالتناغم مع العمليات الفيزيولوجية للجسم، ومن ثم يستغرق حدوث التغير بعض الوقت.

* ضغط الدم: الزعرور علاج قيم لفرط ضغط الدم، وأيضا يرفع ضغط الدم المنخفض. فقد وجد العشابون الذين يستخدمون الزعرور أنه يعيد ضغط الدم إلى حالته السوية.

* الذاكرة الضعيفة: يؤخذ الزعرور ممزوجا مع الجنكة لتقوية الذاكرة الضعيفة. وهو يعمل بتحسين دوران الدم ضمن الرأس، ومن ثم يزيد كمية الأوكسجين في الدم.

عرق الذهب

عرق الذهب Ipecac: نبتة صغيرة ذات ساق رفيعة تعلو ٣٠ سم. لها بضع أوراق مستطيلة وأزهار صغيرة بيضاء وعنبات أرجوانية إلى سوداء. الأجزاء المستخدمة الجذر والجذمور.

مكونات النبتة:

يحتوي عرق الذهب على قلوانيات الإيزكينولين وحموض التنيك الغليكوزيدات. القلوانيات مقشعة وتسبب القيء والإسهال عند أخذها بجرعات كبيرة. وهي أيضا مضادة قوية للأميبة.

فوائد النبتة العلاجية:

لا يزال عرق الذهب يستخدم في طب الأعشاب وهو مذكور في معظم دساتير الأدوية الوطنية. وعرق الذهب من أوثق المقيئات، وتكفي جرعة معتدلة لتنبيه القياء إلى أن تفرغ المعدة محتوياتها، وهو مفيد على وجه الخصوص عند تجاوز جرع الأدوية. وعرق الذهب مقشع عند تناوله بجرع صغيرة. ويشيع وجوده في كثير من أدوية السعال المرخص باستعمالها. ويستخدم في علاج التهاب القصبات والشاهوق. كما يستخدم للزحار الأميبي.

الجوهر الفعال في جذور عرق الذهب قلويد الأميتين Emetine وهو مركب أبيض غير متبلور ينصهر في درجة ٧٤م ويذوب في كل من الكحول والأثير والكلوروفورم ولكنه قليل الذوبان جدا في الماء.

تنبيه: لا يصح أخذ هذا العقار بدون إشراف الطبيب.

عرق الطيب

عرق الطيب، السوسن: عبارة عن ريزومات نوع من النباتات Iris florintena التي تنمو في إيطاليا. فعند نزع هذه السيقان الأرضية من التربة وتقشيرها وتجفيفها ينتج عنها عرق الطيب الذي يباع في التجارة. وبتقطير الريزومات مع استخدام بخار الماء الساخن المضغوط تنتج مادة دهنية صلبة مائلة إلى اللون الأصفر وتعرف بدهن الطيب.

المكونات:

يتركب دهن الطيب من ٨٥% من الحامض الطيبي myristic acid والباقي عدة أحماض أخرى منها حامض الكابريليك Caprylic acid وحامض الكابريك Capric acid وحامض اللوريك Lauric acid والحامض الجاوي bengoic acid ومركب آخر يعرف بالإيرون وهو جسم زيتي له رائحة حادة ولكن بإذابته في كمية كبيرة من الكحول يعطي رائحة البنفسج.

الفوائد العلاجية:

استعمل عرق الطيب فيما مضى لإحداث اللين وإدرار البول، أما الآن فيدخل في تركيب بعض الروائح العطرية ويتناوله بعض الأشخاص لإزالة الرائحة الكريهة من الفم، كما يدخل في تركيب كثير من معاجين الأسنان، يستنشق مسحوقة بعض الناس لأحداث العطاس وصرف المخاط والزكام من الأنف.

يقول داود في عرق الطيب (السوسن):

«السوسن (إيرسا) نبات كثير الفروع طيب الرائحة يقوم في وسطه عود يفتح فيه زهر أبيض. وهو يجفف في الظل وقد جرب لضيق النفس والربو والإعياء وأوجاع الصدر وتنقية القصبة. وإذا طبخ بالزيت حتى ينضج وقطر في الأذن أبرأ الصمم

القديم. وينفع الكبد والطحال والاستسقاء واليرقان والبواسير وعرق النسا والقروح الغائرة ويخرج الديدان ويدر الحيض ويفتح السدد. وهو يضر الرئة ويصلحه العسل وشربته إلى مثقالين».

الكافور

الكافور Camphor: شجرة دائمة الخضرة تعلو ٣٠ مترا. تعطي أوراقا حمراء تتحول إلى خضراء غامقة عندما تنضج وأزهار صغيرة عطرية مصفرة وعنبات حمراء بيضوية.

تزرع في المناطق المدارية وشبه المدارية من أجل خشبها الذي يستخرج منه زيت الكافور. الأجزاء المستخدمة السوق والجذر والخشب والأوراق والأفناد والزيت الطيار.

مكونات الكافور:

تحتوي النبتة على زيت عطري يتكون من الكافور والسافرول واليوجينول والتيربينول. كما تحتوي أيضا على الليغنان.

فوائد الكافور العلاجية:

يشيع وضع الكافور خارجيا كمروخ مضاد للالتهاب ومطهر لتفريج آلام التهاب المفاصل والروماتزم والألم العصبي وألم الظهر. ويمكن أيضا وضعه للمشكلات الجلدية، مثل عقبولة الشفة Cold sores والشرث Chilblains، ويستخدم لتدليك الصدر من أجل التهاب القصبات وغير ذلك من عداوي الصدر. لا ينصح باستخدام الزيت داخليا.

جاء في تذكرة داود عن الكافور ما يأتي:

«الكافور اسم لصمغ شجرة هندية بتخوم سرنديب وآسية وما يلي المحيط. خشبها شديد البياض خفيف ذكي الرائحة. والكافور ما متصاعد منها إلى خارج العود وإما موجود في داخل العود يتساقط إذا نشر. وهو شديد البياض رقيق كالصفائح وإما أن يرض الخشب ويهرى بالطبخ ثم يصفى وهذا هو كافور الموتى.

وقد ينقط من الشجر ماء شديد الرائحة غليظ كأنه القطران لكن فيه زرقة يسمى دهن الكافور وماؤه. وإذا نشرت شجرة الكافور وعملت ألواحا اتخذتها الملوك تخوتا فلم يقربها شيء من ذوات السموم ولا الهوام كالقمل والبق وغيرهما وهي خاصة عظيمة مجربة عند ملوك الهند. والكافور بارد يابس يقطع الدم وهو حابس للإسهال والعرق قاطع للعطش والحميات مزيل القروح الرئة والسل والتهاب الكبد وحرقة البول وتآكل الأسنان. وهو يضر الشهوة ويصلحه المسك والعنبر ودهنه ينفع من وجع المفاصل ويغش بأن يذاب درهمان من الشمع مع نصف درهم من دهن البنفسج ويضرب في ذلك عشرة دراهم من سحيق الرخام الأبيض ثم يصفح ويقطع».

المر

المر Myrrh: شجرة شائكة معبلة تعلو ٥ أمتار، لها أزهار صفراء محمرة وثمار مستدقة.

المر أحد أقدم الأدوية المعروفة وقد استخدمه المصريون القدماء بكثرة. إنه دواء ممتاز لمشكلات الفم والحلق، ذو مذاق جاف قليل المرارة، كما يفيد أيضا لمشكلات الجلد.

مكونات المر الرئيسية:

صمغ (٣٠-٦٠%)، متعددات سكريد حمضية، راتينج (٢٥-٤٠%) زيت طيار (٣-٨%)، يضم الهيرابولين واليوجينول وحامض الخليك والنمليك وبعض الكريسولات (cresols).

فوائد المر العلاجية:

* منبه؛ مضاد للالتهاب؛ مقشع، مطهر، قابض؛ مضاد للتشنج؛ طارد للريح.

* علاج ايورفيدي: يعتبر المر في الطب الايورفيدي مقويا وباهيا ومنظفا للدم وله شهرة أيضا بأنه يحسن القوى العقلية. ويستخدم لآلام الحيض والحيض غير المنتظم.

* علاج للفم واللثة: المر هو أحد أكثر الأدوية العشبية فعالية لالتهاب الحلق والقروح الفموية والتهاب اللثة. تؤخذ الصبغة المخففة كغسول للفم، كما أنها فعالة كسائل للغرغرة إذ أنها تساعد في مواجهة العدوى والالتهاب وتشد النسيج المصاب.

استخدامات المر الخارجية:

للمر مفعول قابض ومطهر ما يجعله مفيدا في علاج العد (حب الشباب) والحبوب ومشكلات الجلد الالتهابية المعتدلة. وقد أدى مفعول العشبة المجفف والمخدر قليلا إلى استخدامها في ألمانيا لقروح الضغط الناجمة عن الأطراف البديلة.

جاء في تذكرة داود عن المر ما يأتي:

«المر هو السمري في المقالات وهو معروف مشهور يسيل من شجرة بالمغرب تشرط بعد فرش شيء تسيل عليه فيجمد مائلا إلى الحمرة أو السواد. وهو عنصر جيد وركن عظيم في المراهم والأكحال على اختلاف أنواعها وتبقى قوته عشرين سنة. ينفع سائر النزلات والصداع ويشد اللثة ويزيل قروحها وأوجاع الأسنان بالخمر والزيت مضمضة. والسعال وأوجاع الظهر وخشونة القصبة استحلابا في الفم. والرياح وأوجاع الكبد والطحال والكلى والمثانة والديدان شربا خصوصا مع الترمس. ويحل عرق النسا والمفاصل والنقرس والسموم شربا وطلاء. ويطرد الهوام بخورا مع الكندس. ويحفظ الموتى طلاء. واعلم أنه يشارك كل دواء فيما أعد له فيساعد الكبريت في الجرب. ومع دهن اللوز المر أمراض الأذن. ومع النعنع أمراض الأنف. وهو يسقط الأجنة ويصلحه العسل».

الطب النبوي

وقاية وشفاء للجسم والنفس والروح

الطب في الإسلام علاج الجسم والنفس

في كتابه «القانون في الطب» يقول ابن سيناء الطب هو: «علم يتعرف منه أحوال بدن الإنسان من جهة ما يصح، ويزول عن الصحة ليحفظ الصحة حاصلة ويستردها زائلة». وفي القاموس المحيط، قيل: «الطب: علاج الجسم والنفس». وفي كتاب «كامل الصناعة الطبية» للمجوسي قيل بأنه «أفضل العلوم وأعظمها قدرا وأجهلها حظرا وأكثرها منفعة لحاجة جميع الناس.. وهو يبحث في حفظ الصحة على الأصحاء وردها على المرضى».

وقد جاء في المعجم الوسيط أن الطب: «الحذق والمهارة وهو الحاذق الماهر، وهو الرفيق الحكيم». وفي لسان العرب، المتطبب «الذي يتعاطى علم الطب.. وجاء يستطب لوجعه، أي يستوصف الدواء أيها يصلح لدائه... والطبيب الحاذق من الرجال، الماهر بعلمه» وفي لسان العرب أيضا: «الطبيب في الأصل، الحاذق بالأمور، العارف بها، وبه سمي الطبيب الذي يعالج المرضى.. والمتطبب.. الذي يعاني الطب ولا يعرفه معرفة جيدة...».

الطبيب اليوناني «ابقراط» يعرف الطب كما يلي: «الفن الذي ينقذ المرضى من آلامهم ويخفف من وطأة النوبات العنيفة ويبتعد عن معالجة الأشخاص الذين لا أمل في شفائهم، إذ أن المرء يعلم أن فن الطب لا نفع له في هذا الميدان».

الرازي يرى معالجة المرضى الذين لا أمل في شفائهم ويهتم بهم:

الرازي كغيره من الأطباء العرب والمسلمين يرى معالجة المرضى الذين لا أمل في شفائهم ويهتم بهم، ويرى أن في هذا العمل واجبا ضروريا، وطالب الطبيب بأن يوهم مريضه بالصحة ويرجيه بها، وإن لم يثق هو بذلك، فمزاج الجسم تابع لأخلاق النفس، وهكذا، فإن على الطبيب أن يسعى دوما إلى بث روح الأمل وقوة الحياة في نفس المريض مهما كانت حالته. وكما صرح ابن سينا بأن على الطبيب أن يظهر أمام مريضه بمظهر اللامتخلي عنه وغير المتشائم في مصيره.

الداء: إدخال الطعام على الطعام:

وعن الطب قال الحارث بن كلده، الذي عاصر الرسول صلى الله عليه وسلم، قال في محاورة له مع كسرى أنوشروان ملك الفرس عندما سأل الحارث: «ما أصل الطب؟ قال: الأزم. قال: فما الأزم؟ قال: ضبط الشفتين والرفق باليدين. قال: أصبت، قال: قال: وما الداء الدوي؟ قال: إدخال الطعام على الطعام هو الذي يفني البرية». من كتاب «عيون الأنباء في طبقات الأطباء» -ابن أبي أصيبعة.

معنى الحكيم:

– «...الحكيم من أسماء الله تعالى. والرجل ذو الحكمة، وهو الفيلسوف، وهو الطبيب. والذكر الحكيم: القرآن. لأنه الحاكم للناس وعليهم، ولأنه محكم لا اختلاف فيه ولا اضطراب..».

معجم الوسيط

– «..ومن صفات الله سبحانه وتعالى الحكم والحكيم والحاكم.. الحكيم ذو الحكمة، والحكمة عبارة عن معرفة الأشياء بأفضل العلوم، ويقال لمن يحسن دقائق الصناعات ويتقنها: حكيم.. والحكيم العالم.. والحكم: العلم والفقه».

لسان العرب

- «والحكمة: الفلسفة.. الحكيم صاحب الحكمة العالم».

المنجد في اللغة العربية

- و«الحكمة بالكسر: العدل والعلم والحلم والنبوة والقرآن والإنجيل..».

القاموس المحيط

- وهي «معرفة أفضل الأشياء بأفضل العلوم. والعلم والنفقة. وهو الكلام الذي يقل لفظه ويجل معناه. وعلم الحكمة: الكيمياء والطب..».

معجم الوسيط

وقد أطلق على من يشتغل بالطب في العصور الوسطى حكيم «والفلسفة كلمة يونانية معناه الحكمة ويطلق على من يزاولها حكيم لأن الطب كان يرتبط ارتباطا وثيقا بالفلسفة». وكان الطبيب عند العرب يسمى حكيما لأنه يلم ويتبحر بعلوم عديدة كالطب والفلسفة وغيرهما من العلوم. وهنالك أسماء تطلق على من يمارسون مهنة الطب، فمنهم الطبيب الفيلسوف والفيلسوف الطبيب، والطبيب العالم، والطبيب، والحكيم. وذلك حسب مقدار تبحره وتضلعه في الطب أو العلوم الأخرى.

الطب في الإسلام شامل، يرتكز على الكتاب والسنة:

يختلف مفهوم الطب في الإسلام عن الطب الحديث بأنه طب شامل، يهتم بالجسد والروح وبالفرد والمجتمع، وهو طب علمي وعالمي يحاول الاستفادة من كل المصادر النافعة، ويقدم خدماته للبشرية جمعاء.

وهو طب يرتكز على العقيدة الإسلامية «الكتاب والسنة» المعجزة الخالدة على مر العصور. ومع أن القرآن الكريم كتاب عقيدة، إلا أنه أنزل تبيانا لكل شيء مصداقا لقوله تعالى: {..ونزلنا عليك الكتاب تبيانا لكل شيء} [سورة النحل: ٨٩].

ولقد ضرب الله فيه من كل الأمثال: قال تعالى: {ولقد صرفنا في هذا القرآن للناس من كل مثل..} [سورة الكهف: ٨٤].

احتوى القرآن الكريم على العديد من قواعد الصحة السليمة:

عالج القرآن الكريم موضوعات عديدة تختص بصحة الفرد والمجتمع، فبين للإنسان ما يعينه على رعاية وحفظ صحته، واحتوى على العديد من الإرشادات والتعاليم الصحية السديدة، وقواعد الصحة السليمة، كالنظافة، وعدم الإسراف في الطعام والشراب. ومن تلك الآيات، قوله تعالى: {وثيابك فطهر} [سورة المدثر: ٤]، و{خذوا زينتكم عند كل مسجد وكلوا واشربوا ولا تسرفوا إنه لا يحب المسرفين} [سورة الأعراف: ٣١].

حاربت الشريعة الإسلامية مصادر العدوى والمرض:

لقد حاربت الشريعة الإسلامية كل مصادر العدوى والمرض، سواء كان ذلك بنقلها من الشخص المريض إلى الشخص السليم بواسطة حاملي الجراثيم، أو العدوى من الحيوانات، أو بطريقة التنفس، أو بالطعام، أو الشراب، أو الملامسة، أو بالحشرات، أو بتلوث البيئة، أو بتحريم الطيبات أو بتعاطي المحرمات، فأباحت الطيبات وحرمت الخبائث والمحرمات ومن تلك الآيات الكريمة قول الله تعالى: {ويحل لهم الطيبات ويحرم عليهم الخبائث} [سورة الأعراف: ١٥٧]. و{حرمت عليكم الميتة والدم ولحم الخنزير وما أهل لغير الله به والمنخنقة والموقوذة والمتردية والنطيحة} [سورة المائدة: ٣].

وحرم الإسلام تعاطي المحرمات للأضرار التي تتركها في الأبدان والأنفس. يقول الله تعالى: {يسألونك عن الخمر والميسر قل فيهما إثم كبير ومنافع للناس وإثمهما أكبر من نفعهما} [سورة البقرة: ٢١٩].

حلل الإسلام أكل الطيبات لأنها تنفع الأجسام وتحفظ الصحة:

وقد حلل الإسلام أكل الطيبات من الرزق لأنها تنفع الأجسام وتحفظ الصحة. ويقول تعالى: {يا
أيها الذين آمنوا كلوا من طيبات ما رزقناكم واشكروا لله إن كنتم إياه تعبدون} [سورة البقرة: ١٧٢]. و
اللـه تعالى هو الشافي والمعافي وهو القائل: {وإذا مرضت فهو يشفين} [سورة الشعراء: ٨٠]. وأن
استعمال العلاج والدواء واجب فرضته الشريعة الإسلامية.

الطب النبوي

لقد أرسى الإسلام قواعد الطب الوقائي «درهم وقاية خير من قنطار علاج» فبين الأسباب والوسائل والمصادر التي تؤدي إلى الأمراض والتهلكة، وحذر منها وطلب الابتعاد عنها. فقد روي عن أبي سعيد، قال: قال رسول الله صلى الله عليه وسلم: «إن الله عز وجل لم ينزل داء إلا أنزل له شفاء علمه من علمه وجهله من جهله». رواه أحمد وابن جباه. وقال رسول الله صلى الله عليه وسلم: «لكل داء دواء، فإذا أصيب دواء الداء برأ بإذن الله عز وجل». رواه مسلم في صحيحه من حديث ابن الزبير عن جابر بن عبد الله ـ ورواه أحمد أيضا وصححه السيوطي وأخرجه الحاكم.

وفي مسند الإمام أحمد من حديث زياد بن علاقة عن أسامة بن شريك. قال: «كنت عند النبي صلى الله عليه وسلم، وجاءت لأعراب، فقالوا: يا رسول الله أنتداوى؟ فقال: نعم يا عباد الله، تداووا: فإن الله عز وجل لم يضع داء إلا وضع له شفاء، غير داء واحد، قالوا: وما هو؟ قال: الهرم». رواه أبو داود وابن ماجه والنسائي والبخاري، وقال الترمذي حسن صحيح.

هدف الطب النبوي حفظ الصحة وإزالة المرض:

لقد عالجت الأحاديث النبوية الشريفة موضوعات عديدة ومنها نظافة الإنسان، لأن هدف الطب النبوي أن يحفظ الصحة وأن يزيل المرض. فالإسلام جاء بالمنهج القويم في الطب الوقائي. يقول النبي صلى الله عليه وسلم: «أرأيت إن كان على باب أحدكم نهر جار يغتسل منه خمس مرات في اليوم أيترك على بدنه درنا؟».

وهذا هو الوضوء خمس مرات في اليوم. وعن ابن عمر قال رسول الله صلى الله عليه وسلم: «طهروا هذه الأجساد طهركم الله». رواه الطبري. وعن سعد بن أبي وقاص قال رسول الله صلى الله عليه وسلم: «نظفوا أفنيتكم...» رواه الترمذي.

إن تعاليم النبي صلى الله عليه وسلم تمنعنا أن نتبول في الماء الجاري أو في الطريق العام أو في ظل الأشجار. ويأمرنا بنظافة البدن والمكان، كما يأمرنا بتقليم الأظافر وغسل الأيدي قبل الطعام، إلى غير ذلك من الإرشادات والأوامر التي لو اتبعها الناس لعاشوا أصحاء الأجسام وأقوياء النفوس والأرواح.

كما نهى الرسول صلى الله عليه وسلم عن الشرب من ثغر السقاء، والتنفس في الإناء. وذلك لاحتمال وجود الجراثيم الممرضة في فم الشارب ونفسه، والتي تنتقل منه إلى الإناء الذي شرب منه أو تنفس فيه. وقد روى مسلم في صحيحه من حديث جابر بن عبد الله ، قال: سمعت رسول الله صلى الله عليه وسلم يقول: «غطوا الإناء وأوكئوا السقاء». من «زاد المعاني في هدى خير العباد» – الإمام ابن قيم الجوزية.

وجاء أيضا: ...في سنن أبي داود من حديث أبي سعيد الخدري قال: «نهى رسول الله صلى الله عليه وسلم عن الشرب من ثلمة القدح، وأن ينفخ في الشراب...».

إرشادات النبي صلى الله عليه وسلم لسلامة المجتمع:

لقد أعطت الأحاديث النبوية إرشادات محددة تهدف وقاية وسلامة المجتمع مثل ما ذكره الرسول صلى الله عليه وسلم في العدوى وصحة البيئة والتغذية والنظافة الشخصية، وهذه لا تختلف عما يقوله العلم في العصر الحديث عن الأمراض الانتقالية والأوبئة.

جاء في موطأ الإمام مالك «أخبرنا مالك، أخبرنا محمد بن المنكدر، أن عامر بن سعد بن أبي وقاص أخبره أن أسامة بن زيد أخبره، أن رسول الله صلى الله عليه وسلم قال: «إن الطاعون رجز أرسل على من قبلكم.. قال فإذا سمعتم به بأرض فلا تدخلوا إليها، وإذا وقع في أرض فلا تخرجوا فرارا منه..».

ومن ذلك يتضح أن ما أمر به صلى الله عليه وسلم في شأن هذا المرض من عدم الدخول أو الخروج من أرض وقع فيها يتفق تماما مع ما هو معمول به الآن في الطب

الحديث فيما يعرف بالكردون الصحي حول المنطقة التي يظهر فيها المرض. فيمنع دخول أو خروج أي شخص إلا الأطباء، هؤلاء الذين يتخذون كل الإجراءات الوقائية من تعقيم وخلافه. وبذلك يتم حصر المرض وعدم انتشاره إلى أماكن أخرى، فيسهل مراقبة المرضى وعلاجهم.

الطب الحديث يأخذ بالعلاج النبوي للحمى:

عن الحمى وعلاجها قال صلى الله عليه وسلم ما ثبت في الصحيحين: «إنما الحمى، أو شدة الحمى من فيح جهنم، فأبردوها بالماء»، وهذا العلاج الذي أوصى به النبي صلى الله عليه وسلم للحمى يتفق مع ما قال به «غالينوس»: «ولو أن رجلا شابا حسن اللحم، خصب البدن في وقت القيظ وفي وقت منتهى الحمى وليس في أحشائه ورم استحم بماء بارد أو سبح فيه لانتفع بذلك، ونحن نأمر بذلك بلا توقف». ويتفق هذا الكلام أيضا مع ما قاله غالينوس العرب بعد النبي صلى الله عليه وسلم، وهو أبو بكر الرازي، حيث ثبت في كتابه «الحاوي»: «إذا كانت القوة قوية والحمى حادة جدا -والنضج بينا، ولا ورم في الجوف، ولا فتق- ينفع الماء البارد شربا. وإن كان العليل خصب البدن، والزمن حارا، وكان معتادا استعمال الماء البارد من خارج فليؤذن فيه».

إن الطريقة التي يأخذ بها الطب النبوي -الموحى به- لعلاج الحمى، تنطبق تماما مع مفاهيم الطب الحديث من علاج للحمى بالماء البارد والتي ما زالت سارية لتهبيط حرارة الجسم المرتفعة، والعلاج على طريقتين:

خارجيا: يكون على هيئة كمادات مثلجة تلطف بها أجزاء الجسم وخاصة الدماغ، وفي بعض الحالات مثل ضربات الشمس ينصح بوضع المصاب كلية في الثلج حتى تنخفض درجة حرارته المرتفعة التي من الممكن أن تودي بحياته إذا لم يفعل ذلك.

داخليا: يكون بتناول الماء البارد بكثرة عن طريق الفم.

الرسول صلى الـلـه عليه وسلم أمر باستعمال السواك:

لقد أمر الرسول صلى الـلـه عليه وسلم باستعمال السواك في وقت لم تكن تعرف فيه المعارف الطبية. والرسول صلى الـلـه عليه وسلم كان أول من أمر بالعناية بنظافة الفم وحفظ صحة الأسنان. وروي عن أبي هريرة رضي الـلـه عنه أن رسول الـلـه صلى الـلـه عليه وسلم قال: «لولا أن أشق على أمتي لأمرتهم بالسواك عند كل صلاة». رواه البخاري ومسلم في صحيحهما.

ولقد ثبت بتحليل السواك كيميائيا أنه يحتوي على نسبة عالية من الكلوريد والفلوريد الواقي من تسوس الأسنان والسيليكا والكبريت وفيتامين «C» ومواد راتنجية مقوية للثة، ومواد أخرى تقاوم نمو البكتيريا، ومواد تزيد من بياض الأسنان.

كما أجريت أبحاث ودراسات سريرية وكيميائية أثبتت أن عملية استعمال السواك يوميا قبل الصلاة وبصورة متكررة، كما ورد في تعاليم الرسول صلى الـلـه عليه وسلم في هذا المجال تؤدي إلى درجة عالية من نظافة الفم ونعومة الأسنان وصلابة مينائها وقوة في اللثة وتقوية الأوعية الدموية فيها.

الحبة السوداء (حبة البركة، الكمون الأسود، القزحة):

ورد ذكر الحبة السوداء في الحديث الصحيح على لسان الرسول صلى الـلـه عليه وسلم: «عليكم بهذه الحبة السوداء، فإن فيها شفاء من كل داء إلا السام». ثبت في الصحيحين - من حديث أبي سلمة، عن أبي هريرة رضي الـلـه عنه. وأخرجه أيضا الترمذي وأحمد وابن حيان. وأخرجه أيضا البخاري وابن ماجه وأحمد عن عائشة رضي الـلـه عنها.

وقد أجريت على الحبة السوداء تجارب في جامعة القاهرة، واتضح أن لها تأثيرا باسطا مباشرا على العضلات، وثبت عند استعمالها في مرض الربو أنه بالإضافة إلى

طردها للبلغم وتأثيرها الباسط للعضلات الشعبية فإنها ترفع من قوة تثبيت مادة الهستامين الموجودة في الدم المسببة لحدوث حالات الربو الشعبي. كما وجد كذلك أن هذا المركب له تأثيره في زيادة إفراز حامض البوليك، ولذلك يمكن استخدامها في علاج بعض حالات النقرس، كما أنها تزيد من إدرار العصارة الكبدية الصفراء.

تحتوي الحبة السوداء على ٢-٥% من زيت طيار يتكون من ٢٥-٣٠% من الألدهيدات والبيتين وألفا التربينول. وتحتوي البذور أيضا على فلافونيات بما في ذلك الأبيغين. ومن عناصرها الفعالة طيبة النكهة عجيبة الفوائد جلوكسيد النيجلين Nigelline، وإليها يعزى مفعول الحبة السوداء الطبي، والفوسفات والحديد والفوسفور، والكربوهيدرات، وزيوت نسبتها ٢٨%.

وكان صلى الله عليه وسلم يلعق الحبة السوداء بالعسل على الريق وهي حارة يابسة إذا لعقت بالعسل على الريق قطعت البلغم والرطوبات الفاسدة وأذهبت الريح المنعقد في الجوف وسكنت أوجاع الظهر والمفاصل ولينت اليبوسات المزمنة وطهرت الداء عن الجسد ومنعته أن يتولد في البطن.

الاعتدال في الأكل وعدم الإسراف فيه:

لقد حث الرسول صلى الله عليه وسلم على الاعتدال في الأكل وعدم الإسراف فيه، فقد روى الإمام أحمد والترمذي وابن ماجه والحاكم عن المقدام بن معديكرب أن رسول الله صلى الله عليه وسلم قال: «ما ملأ آدمي وعاء شرا من بطن، بحسب ابن آدم أكلات يقمن صلبه، فإن كان لا محالة فثلث لطعامه وثلث لشرابه وثلث لنفسه». وعن ابن ماجه والترمذي عن جابر، قال: قال: صلوات الله وسلامه عليه: «لا تدعوا العشاء ولو بكف من تمر أن يهرم».

المؤمن القوي والمؤمن الضعيف:

المسلم مطالب بحفظ صحته، والمجتمع مطالب بوقاية نفسه من الأمراض، بل وتوفير الصحة الإيجابية. يقول الرسول صلى الله عليه وسلم: «المؤمن القوي خير من المؤمن الضعيف وفي كل خير». رواه مسلم. ويقول أيضا: «لو لم يكن لابن آدم إلا السلامة والصحة لكفاه». مجلة الأمة عدد ٣٢-١٩٨٣-ص٢٨.

إن هذه الإرشادات والتعليمات الواضحة غيرت مفاهيم البشرية نحو المرض والوقاية والعلاج ووضعت حدا للخرافات الشائعة عن أسباب الأمراض ووسائل علاجها، ووضعت الإنسانية على الطريق الصحيح لتبحث في الداء والدواء. يقول الله تعالى: {فمن اتبع هداي فلا يضل ولا يشقى} [سورة طه: ١٢٣].

دستور الطب العلاجي وضعته السنة النبوية

يقول الدكتور عبدالرزاق نوفل: «لم تقتصر السنة النبوية في دعوتها إلى العلم على مجرد التنبيه به أو دفع الناس إليه أو إطلاق الحوافز له.. ولكنها كما أثبتت الدراسات وتشير الحقائق.. قد وضعت الأصول لكل فروع العلوم وبنيت الحدود.. وأوضحت الالتزام.. وحددت الحقوق والواجبات لكل من المعلم والمتعلم بل لكل من يمارس العلم وبذلك فلقد كانت السنة النبوية إيجابية فيما دعت إليه.. عملية فيما أوحت به.. دقيقة فيما عالجته.. عميقة فيما أوردته.. ولذا فإن سبق السنة للعلم.. ليس فقط فيما قدرته.. وأمرت به.. بل أيضا فيما فصلته.. إذ أوردت قبل العلم بعشرات المئات من السنين الأصول التي يجب مراعاتها عند التطبيق لما دعت إليه من علوم..».

السنة النبوية دعت للممارسة العلاجية والأخذ بأسباب التداوي العلاجية:

لم يعرف قبل الإسلام أي دعوة للممارسة الطبية ولم يوجه أي داعية أي مريض إلى الأخذ بأسباب العلاج والتداوي الطبية منذ أول ما عرف الإنسان التاريخ وحتى الرسول صلى الله عليه وسلم يدعو الناس بوحي الله سبحانه وتعالى إلى ما فيه خيرهم في حياتهم، وما بعد مماتهم، خير الدنيا، والآخرة.

قبل الدعوة الإسلامية اعتقد الناس أن المرض من فعل الشيطان:

لقد كان الناس وحتى بداية الدعوة الإسلامية يعتقدون أن المرض من فعل الشيطان، وأن لكل مريض، إنما أصيب بالمرض بسبب حلول الشيطان في مكان المرض من الإنسان، ولذلك كان يتجه المريض إلى دجال أو كاهن أو عراف، حسبما يرى، أو يتواجد، وحيث يتوافق مع ظن الجيل الذي يعيش فيه. وكان العلاج لا يتعدى التفوه بتمتمات مبهمة أو قرابين تقدم للآلهة، أو في معظم الأحيان الضرب بل الضرب المبرح على مكان المرض في المريض، وذلك حتى يغادر الشيطان في ظنهم

جسم المريض. وجاء النبي محمد صلى الله عليه وسلم يدعو الناس إلى التداوي عن طريق الطب والعلاج فيقول: «يا عباد الله.. تداووا.. فإن الله لم يدع داء إلا وضع له شفاء».

كانت هذه أول دعوة لأن يتجه المريض الاتجاه الصحيح، بالبحث عن العلاج بالطب والدواء من كل مرض، فالرسول صلى الله عليه وسلم يقول إن الله جل شأنه لم يترك أي داء إلا ووضع له الشفاء بما يجعله هو الدواء للداء.

دعوة الرسول صلى الله عليه وسلم إلى تعلم الطب والدواء:

لقد دعا الرسول صلى الله عليه وسلم الناس إلى التداوي وطلب العلاج فقد دعا من يستطيع تعلم الطب والدواء إلى أن يتخذ كافة السبل إلى أن يتعلم أصولها وفروعها، فقال: «إن الله لم ينزل داء إلا أنزل له دواء.. علمه من علمه.. وجهله من جهله إلا السام».

هذه دعوة لأن يطلب الإنسان علم الطب العلاجي، فإن لكل داء دواء، لابد للإنسان أن يبحث كل طرق ووسائل العلم به حتى يتعلمه، فمن تعلمه، سيعلمه ويعمل به، ومن جهل به سيجهله ولا يعرف عنه. إلا الموت. فإنه بغير دواء. وهكذا لابد للإنسان وهو يتعلم الطب أن يتمرس فيه حتى يتعلم الداء، ويعرف الدواء. ولكنه لا يحاول البحث في علاج الموت. فهو لا علاج له، ولا تداوي منه.

طلب المعرفة لا يضر من أي مصدر جاءت:

في تعلم الطب، واتخاذ العلاج، لا يشترط الإنسان أن يبحث في المصدر إلا للتحري عن الحكمة والمعرفة. وقد قال النبي صلى الله عليه وسلم: «خذ الحكمة ولا يضرك من أي وعاء خرجت». فعندما يريد الإنسان العلاج من مرض، أو التعلم لعلاج المرض. عليه أن يتجه إلى من اشتهر عنه الحكمة والمعرفة، وهذا هو الشرط

الذي قررته السنة النبوية والذي يمكن للإنسان أن يطمئن به على ما سيكون من أمره مريضا، يبغي العلاج، أو متعلما، يريد علم الطب والعلاج.

هكذا تبين لنا كيف كانت دعوة الرسول صلى الله عليه وسلم إلى تعلم الطب العلاجي واتجاه المريض إلى الأطباء ممن تتوافر فيهم شروط الحكمة والمعرفة والعلم. وهي أول دعوة في العالم للأخذ بأسباب التداوي والعلاج عن طريق الطب، وبهذه الدعوة المحمدية بدأت أول خطوات وضع أصول وقواعد الطب العلاجي وهي من أهم فروع العلم الحديث.

قررت السنة النبوية مسئولية من يباشر العلاج دون علم له به:

إن أهم مشكلة يعاني منها الطب العلاجي في عصرنا الحاضر، هي وجود بعض أدعياء الطب. فكثيرا ما يمارس أي جاهل الطب والعلاج وهو لم يتعلمه مدعيا أنه طبيب أو معالج خبير وهو ليس كذلك، مما اضطر الحكومات إلى وضع نصوص في القوانين تحول دون قيام العلاج إلا عن طريق الطبيب الذي يشترط فيه أن يكون قد أتم الدرس والتعلم وأجيز لمباشرة مهنة الطب.

إذا كان العلم الحديث قد تنبه إلى ذلك وفرض القوانين لمحاربته بعد أن تفشى أمر أدعياء الطب واستفحل شأن من يمارسون الطب والعلاج بلا خبرة أو علم أو دراية فإن الرسول صلى الله عليه وسلم قد سبق ذلك بمئات السنين حينما قال: «من تطبب ولم يعلم منه طب فهو ضامن». (فهو ضامن: أي مسؤول عن الضرر شرعا). أخرجه أبو داود. ابن القيم الجوزية -ج٣-ص٢٥٤.

فقد قررت السنة النبوية بهذا الحديث الصحيح مسئولية من يباشر العلاج دون علم له به، عن كل ما يقع للمريض بسببه. وهكذا سبقت السنة النبوية العلم الحديث عندما دعت إلى ضرورة اتخاذ العلاج والتداوي عند طبيب ماهر مختص بالطب ونهت عن مزاولة الطب إلا لمن تم تعليمه، فوضعت بذلك دستور الطب العلاجي منذ أكثر من أربعة عشر قرنا من الزمان.

الطب النبوي

عناية بجسم الإنسان ونفسه وروحه

الطب النبوي عناية بجسم الإنسان ونفسه وروحه، وهو بذلك مختلف عما يعنيه الطب التقليدي الذي ينصب على المرض ومداواته والسقم ومعالجته.

والطب النبوي يوافق الفطرة التي تلح في توجهها الصادق على انسجام الإنسان مع الطبيعة، ومصالحته معها بل وصداقته الحميمة لها، لا سيما أن اللـه الخالق سبحانه سخرها لنا تسخير مناسبة وألفة، وحاشا أن يكون قد سخرها لنا لنعتدي عليها أو نشوهها وندمرها ونقضي عليها. قال تعالى: {ألم تروا أن اللـه سخر لكم ما في السماوات وما في الأرض وأسبغ عليكم نعمه ظاهرة وباطنة}.

الطب النبوي صدق في التوجه إلى الخالق لامتثال أمره واجتناب نواهيه، ونهايته التسليم له جل شأنه. وعليك أن تعرف ما يناسب عقلك لتفكر فيه، وعندها فأنت أمين عليه، يجب أن تعطيه الذي يصلحه ليكون سليما باستمرار، وإلا فقد خنته، وهكذا النفس وتتبعها الروح.

ومن خير الكلام ما جاء على لسان الرسول صلى اللـه عليه وسلم: «إن لجسدك عليك حقا وإن لنفسك عليك حقا فأعط كل ذي حق حقه». يقول سبحانه وتعالى: {والسماء رفعها ووضع الميزان * ألا تطغوا في الميزان}. والميزان هو مجموع القوانين الإلهية التي وضعها اللـه تعالى في الكون: في الذرة، وفي المجموعة الشمسية، وفي السماوات والأرض وفي ما يعيش في السماوات ومن في الأرض. ويقول تعالى: {وفي الأرض آيات للموقنين * وفي أنفسكم أفلا تبصرون}.

علاجان.. روحي ومادي:

لقد أحصى الإمام البخاري أحاديث كثيرة، بلغت جملتها كتابين في الجزء الرابع من صحيحه.

الكتاب الأول: كتاب المرضى، صنفه في اثنين وعشرين بابا تحتوي على ثمانية وثلاثين حديثا عن وجوب عيادة المريض والدعاء له، وما يقال في ذلك، وعن عيادة النساء للرجال، وعن عيادة المشرك، وعيادة الصبيان، والدعاء برفع الوباء.

الكتاب الثاني: فهو كتاب الطب يحتوي -في صحيح البخاري- على واحد وتسعين حديثا مجموعة في ثمانية وخمسين بابا، يبدأ الباب الأول منها بحديث الرسول صلى الله عليه وسلم: «ما أنزل الله داء إلا أنزل له شفاء».

وللنبي صلى الله عليه وسلم آثار عظيمة في علاج الكثير من الأمراض، وبعض الأدوية المفردة ومنافعها، وفوائد الأطعمة، ولا سيما التمر، والأشربة، ولا سيما العسل واللبن. كذلك أشار صلى الله عليه وسلم بالرقى بالقرآن والمعوذات للمرضى، ولمن أصابته العين، وللسعة الحية والعقرب، ونهى عن السحر.

وقد أجمل النبي صلى الله عليه وسلم التداوي والشفاء في ثلاث، حيث قال: «إن كان في شيء من أدويتكم خير ففي شربة عسل أو شرطة محجم أو لدغة من نار، وما أحب أن أكتوي».

وقد كان النبي صلى الله عليه وسلم مداوما على شرب العسل -كلما تيسر له- وقد احتجم على كاهله تارة، وفي رأسه تارة، وعلى ظهر قدمه تارة أخرى، فكان يستفرغ مادة الدم المؤذي من أقرب مكان إليه.

العلاج نفسي... أولا:

يحث الإسلام على النظرة العلمية للأمور، ومنها المرض الذي يحتاج إلى دواء وعلاج لكي يسترد المريض صحته التي اعتلت بسبب هذا المرض. وتتميز النظرة النبوية للعلاج بالدقة والعمق، وذلك بناء على الحديث الذي رواه أحمد ومسلم: «لكل داء دواء، فإذا أصيب دواء الداء، برئ بإذن الله عز وجل» بمعنى إذا قبل جسم

المريض الدواء، حصل له الشفاء -بحول اللـه- وإذا لم يقبله، استمر في سقمه، وهذا ما يعرف في الطب الحديث بما يسمى بالحساسية للدواء.

ولهذا الحديث جانب نفسي عظيم، لا للمريض فقط، بل وللطبيب أيضا، فإنه متى استشعر المريض أن لدائه دواء، ارتفعت روحه المعنوية تلك التي يعلق عليها الطب أهمية كبيرة في الشفاء. أما الطبيب، فإنه متى علم أن لهذا المرض دواء، جد في طلبه والبحث عنه.

وصف النبي صلى اللـه عليه وسلم العسل كدواء:

لقد وصف الرسول صلى اللـه عليه وسلم العسل كدواء لرجل أصابه الإسهال نتيجة لما أصاب المعدة من أخلاط لزجة تعمل على عدم استقرار الطعام فيها. وينحصر الدواء فيما يستطيع أن يزيل تلك الأخلاط، ويجلي المعدة، وأصلح الأدوية لذلك، العسل، ولا سيما إذا أضيف إليه ماء ساخن.

وفي تكراره صلى اللـه عليه وسلم سقيه العسل للمريض معنى من أبدع المعاني الطبية. وهو: أن الدواء لابد وأن تقدر كميته حسب حال صاحب الداء، فلا تنقص، ولا تزيد على المقدار المطلوب. فما زال الرسول صلى اللـه عليه وسلم يأمر بشرب العسل، وتكررت الشربات حتى وصلت إلى المقدار المقاوم للداء، فبرئ المريض بإذن اللـه. وفي قوله صلى اللـه عليه وسلم «صدق اللـه وكذب بطن أخيك» دلالة على نفع العسل كدواء، وأن استمرار الداء ليس لعيب في الدواء، ولكن لكثرة المادة الفاسدة في البطن مما يتطلب تكرار الدواء.

القيمة الغذائية والعلاجية العظيمة للعسل:

لقد بدأ الطب الحديث يدرك القيمة الغذائية والعلاجية العظيمة للعسل لأنه يحتوي على معظم العناصر اللازمة للجسم. ففيه مقادير من المعادن والفيتامينات والسكريات والماء. كما تعطي كل مائة غرام من عسل النحل ما يقرب من ٢٩٤ سعرا حراريا، ورغم أن العسل له حلاوة تبلغ ضعفي حلاوة السكر العادي، فإنه يعتبر

أقل ضررا للمصابين بالسكر من السكر العادي، وذلك لأن العسل يتحول في جسم النحلة إلى سكر بسيط سهل امتصاصه لا يحتاج إلى عملية هضم طويلة داخل جسم الإنسان، وهو بذلك يعتبر ملينا خفيفا، ومهدئا جيدا للأعصاب.

وقد توصل العلماء إلى العديد من التراكيب النافعة لعسل النحل تدخل في علاج الكثير من الأمراض، كالتبول في الفراش، والجروح المتقيحة والزكام والجيوب الأنفية، والتهاب الحلق، وقرحة المعدة، والاثني عشر، وزيادة الحموضة.

وللعسل فوائد للكبد، والقلب، والأعصاب، والعيون، والتسمم الكحلي، والسعال. وله أيضا فوائد للبشرة والجلد. ويفيد العسل وخاصة غذاء الملكات (الرويال جيلي) في علاج حب الشباب، والدمامل التي تظهر بالوجه. كذلك ينفع المرضى الذين يشكون من عدم القدرة على التركيز الذهني، وسرعة الشعور بالتعب. هذا بالإضافة إلى «الضعف الجنسي، وانقطاع الدورة الشهرية في السيدات اللاتي بلغن سن اليأس مبكرا».

ابن القيم الجوزية.. والطب النبوي:

لقد أودع ابن القيم الجوزية كتابه الكبير: «زاد المعاد، في هدى خير العباد»، فصولا قيمة في الطب النبوي: استفاد في تدوينها بكتب: الحموي، والذهبي، وأبي نعيم، وابن السني، وبكتب السنة عامة فكانت أجمع ما كتب في هذا المجال. ومن ضمن هذه الفصول ما يأتي:

المرض نوعان:

مرض القلوب، ومرض الأبدان وهما مذكوران في القرآن.

ومرض القلوب:

نوعان: مرض شبهة وشك، ومرض شهوة وغي. وكلاهما في القرآن؛ قال تعالى في مرض الشبهة: {في قلوبهم مرض فزادهم الله مرضا}؛ وقال تعالى: {وليقول

الذين في قلوبهم مرض والكافرون ماذا أراد الـلـه بهـذا مثلا}... فهذا مرض الشبهات والشكوك.

وأما مرض الشهوات، فقال تعالى: {ينساء النبي لستن كأحد من النساء إن اتقيتن فلا تخضعن بالقول فيطمع الذي في قلبه مرض}. فهذا مرض شهوة الزنا. و الـلـه أعلم.

ملاحظة: إن هذا التقسيم لأنواع المرض فيه من الحكمة الإلهية والإعجاز الكثير، ما لم يتوصل إليه الأطباء إلا حديثا: في منتصف القرن الثامن عشر. فقد قسمت الأمراض عموما إلى قسمين:

١- الأمراض العضوية: وهي: الأمراض التي تنتج من عدم أداء أي جزء من أجزاء الجسم وظيفته كاملا، أو توقفه عن العمل بالكلية. أو تنتج من دخول ميكروبات مختلفة الأنواع إلى الجسم، وتصيب أي عضو فيه بالتلف. وينتج عن ذلك أعراض المرض. وكل مرض عضوي له أعراض وتاريخ ومواصفات ومضاعفات خاصة به: بحيث يمكن التفرقة بين الأمراض العضوية، وتشخيص كل منها.

وهذا هو المقصود بمرض الأبدان، كما ذكره الرسول صلى الـلـه عليه وسلم. وأمثال هذه الأمراض هي: الشلل، الحميات، الدرن، الصفراء، إلخ.

٢- الأمراض النفسية: وهي -في الحقيقة-: أعراض أمراض متنوعة وكثيرة جدا، يشعر بها المريض. وبالكشف عليه بواسطة الطبيب، مع الاستعانة بجميع الأبحاث اللازمة -مثل الأشعة والتحاليل المختلفة إلخ- يوجد المريض في حالة طبيعية، أي: عدم وجود مرض عضوي بالجسم.

وهذه الأعراض تنتج عن مؤثرات خارجية في الحياة العامة. مثل: الخوف، الشك، الغرام، عدم الاكتفاء الجنسي، كثرة الإجهاد، إلخ.

وهذا هو مرض القلوب، كما ذكره الرسول صلى اللـه عليه وسلم. وحكمة تقسيمه إلى أمراض شبه وشك، ومرض شهوة وغي؛ ففيه كل الحكمة حسب النظريات الحديثة في علم النفس.

وأما مرض الأبدان:

فقال تعالى: {ليس على الأعمى حرج ولا على الأعرج حرج ولا على المريض حرج} وذكر مرض البدن في الحج والصوم والوضوء، لسر بديع: يبين لك عظمة القرآن، والاستغناء به لمن فهمه وعقله، عن سواه.

وذلك، أن **قواعد طب الأبدان** ثلاثة: حفظ الصحة، والحمية عن المؤذي، واستفراغ المواد الفاسدة. فذكر سبحانه هذه الأصول الثلاثة، في هذه المواضع الثلاثة؛ فقال في آية الصوم: {فمن كان منكم مريضا أو على سفر فعدة من أيام أخر} فأباح الفطر للمريض: لعذر المرض؛ وللمسافر: طلبا لحفظ صحته وقوته؛ لئلا يذهبها الصوم في السفر: لاجتماع شدة الحركة، وما يوجبه: من التحليل وعدم الغذاء الذي يخلف ما تحلل؛ فتخور القوة وتضعف. فأباح للمسافر الفطر: حفظا لصحته وقوته عما يضعفها.

وقال في آية الحج: {فمن كان منكم مريضا أو به أذى من رأسه ففدية من صيام أو صدقة أو نسك}؛ فأباح للمريض ومن به أذى من رأسه: من قمل أو حكة، أو غيرهما -أن يحلق رأسه في الإحرام: استفراغا لمادة الأبخرة الرديئة التي أوجبت له الأذى في رأسه، باحتقانها تحت الشعر. فإذا حلق رأسه ففتحت المسام، فخرجت تلك الأبخرة منها: فهذا الاستفراغ؛ يقاس عليه كل استفراغ يؤذي انحباسه.

والأشياء التي يؤذي انحباسها ومدافعتها عشرة: الدم إذا هاج، والمني إذا تتابع، والبول، والغائط، والريح، والقيء، والعطاس، والنوم، والجوع، والعطش. وكل واحد من هذه العشرة -يوجب حبسه داء من الأدواء بحبسه. وقد نبه سبحانه باستفراغ

أدناها- وهو: البخار المحتقن في الرأس. -على استفراغ ما هو أصعب منه: كما هي طريقة القرآن: التنبيه بالأدنى على الأعلى.

وأما الحمية، فقال تعالى في آية الوضوء: {وإن كنتم مرضى أو على سفر أو جاء أحد منكم من الغائط أو لامستم النساء فلم تجدوا ماء فتيمموا صعيدا طيبا}؛ فأباح للمريض العدول عن الماء إلى التراب: حمية له أن يصيب جسده ما يؤذيه، وهذا تنبيه على الحمية عن كل مؤذ له من داخل أو خارج.

طب القلوب مسلم للرسل:

فأما طب القلوب، فمسلم إلى الرسل صلوات اللـه وسلامه عليهم، ولا سبيل إلى حصوله إلا من جهتهم وعلى أيديهم. فإن صلاح القلوب: أن تكون عارفة بربها وفاطرها، وأسمائه وصفاته، وأفعاله وأحكامه؛ ون تكون مؤثرة لمرضاته ولمحابه، متجنبة لمناهيه ومساخطه. ولا صحة لها ولا حياة البتة إلا بذلك؛ ولا سبيل إلى تلقيه إلا من جهة الرسل.

ملاحظة: إن الإيمان بالله وبرسله، والعقيدة الراسخة -لمن أهم علاج حالات مرض القلوب، أي: المرض النفسي.

من هديه صلى اللـه عليه وسلم: فعل التداوي في نفسه، والأمر به لمن أصابه مرض من أهله أو أصحابه. ولكن لم يكن من هديه ولا هدي أصحابه، استعمال الأدوية المركبة التي تسمى: أقرباذين. بل كان غالب أدويتهم بالمفردات؛ وربما أضافوا إلى المفرد ما يعاونه، أو يكسر سورته.

التداوي بالأغذية والحمية:

لقد اتفق الأطباء على أنه متى أمكن التداوي بالغذاء: لا يعدل إلى الدواء؛ ومتى أمكن بالبسيط: لا يعدل إلى المركب. قالوا: وكل داء قدر دفعه بالأغذية والحمية، لم يحاول دفعه بالأدوية.

قالوا: ولا ينبغي للطبيب أن يولع بسقي الأدوية، فإن الدواء إذا لم يجد في البدن داء يحلله، أو وجد داء لا يوافقه، أو وجد ما يوافقه فزادت كميته عليه أو كيفيته-: تشبث بالصحة وعبث بها.

ملاحظة: عند وجود مرض معين، يجب استعمال الدواء اللازم بدون إسراف. لأن كل دواء سلاح ذو حدين يفيد المريض من المرض من ناحية؛ فإن زادت كميته وجرعته وطالت مدة استعماله: فربما يؤدي إلى مرض أي عضو من أعضاء الجسم السليمة. ويوجد كثير من الأمراض لا يحتاج علاجها إلى أكثر من الراحة التامة، ونظام معين في التغذية.

القلب إذا اتصل بالله له أدوية غير الأدوية التي للقلب البعيد منه:

الأدوية القلبية والروحانية، وقوة القلب، واعتماده على اللـه، والتوكل عليه، والالتجاء إليه، والانطراح والانكسار بين يديه، والتذلل له؛ والدقة والدعاء، والتوبة والاستغفار، والإحسان إلى الخلق، وإغاثة الملهوف، والتفريج عن المكروب. فإن هذه الأدوية قد جربتها الأمم -على اختلاف أديانها ومللها- فوجدوا لها: من التاثير في الشفاء؛ ما لا يصل إليه علم أعلم الأطباء، ولا تجربته، ولا قياسه.

وقد جربنا نحن وغيرنا من هذا أمورا كثيرة، ورأيناها تفعل ما لا تفعل الأدوية الحسية... وهذا جار على قانون الحكمة الإلهية: ليس خارجا عنها ولكن الأسباب متنوعة: فإن القلب متى اتصل برب العالمين، وخالق الداء والدواء، ومدبر الطبيعة ومصرفها على ما يشاء-: كانت له أدوية أخرى غير الأدوية التي يعانيها القلب البعيد منه، المعرض عنه. وقد علم أن الأرواح متى قويت وقويت النفس والطبيعة: تعاونا على دفع الداء وقهره؛ فكيف ينكر لمن قويت طبيعته ونفسه، وفرحت بقربها من بارئها وأنسها به، وحبها له، وتنعمها بذكره، وانصراف قواها كلها إليه، وجمعها عليه، واستعانتها به، وتوكلها عليه -أن يكون ذلك لها من أكبر الأدوية،

وتوجب لها هذه القوة دفع الألم بالكلية؟! ولا ينكر هذا إلا أجهل الناس، وأعظمهم حجابا، وأكثفهم نفسا، وأبعدهم عن اللـه وعن حقيقة الإنسان.

التداوي لا ينافي قدر اللـه:

في المسند والسنن، عن أبي خزامة، قال: «قلت يا رسول اللـه؛ أرأيت رقى نسترقيها، ودواء نتداوى به، وتقاة نتقيها، هل ترد من قدر اللـه شيئا؟ فقال: هي من قدر اللـه».

لا شيء من المخلوقات إلا له ضد:

روى مسلم في صحيحه -من حديث أبي الزبير، عن جابر بن عبد اللـه ، عن النبي صلى اللـه عليه وسلم، أنه قال: «لكل داء دواء؛ فإذا أصيب دواء الداء: برأ بإذن اللـه عز وجل». وفي الصحيحين: عن عطاء، عن أبي هريرة؛ قال: قال رسول اللـه صلى اللـه عليه وسلم: «ما أنزل اللـه من داء، إلا أنزل له شفاء».

لقد علق النبي صلى اللـه عليه وسلم -الشفاء؛ على مصادفة الدواء للداء.

فإنه لا شيء من المخلوقات إلا له ضد؛ فكل داء له ضد من الدواء: يعالج بضده. فعلق -النبي صلى اللـه عليه وسلم- البرء، بموافقة الداء للدواء. وهذا قدر زائد على مجرد وجوده. فإن الدواء متى جاوز درجة الداء في الكيفية، أو زاد في الكمية على ما ينبغي-: نقله إلى داء آخر. ومتى قصر عنها: لم يف بمقاومته، وكان العلاج قاصرا. ومتى لم يقع المداوي على الدواء: لم يحصل الشفاء. ومتى لم يكن الزمان صالحا لذلك الدواء: لم ينفع. ومتى كان البدن غير قابل له (هذا ما يعرف في الطب الحديث: بالحساسية للدواء؛ أي: عدم قبول الجسم لهذا الدواء، مع شيوع استعماله في أجسام أخرى)، أو القوة عاجزة عن حمله؛ أو ثم مانع يمنع من تأثيره-: لم يحصل البرء، لعدم المصادفة. ومتى تمت المصادفة: حصل البرء ولابد.

الأمر بالتداوي لا ينافي التوكل:

في الأحاديث الصحيحة: الأمر بالتداوي، وأنه لا ينافي التوكل: كما لا ينافيه دفع داء الجوع والعطش والحر والبرد بأضدادها؛ بل لا تتم حقيقة التوحيد إلا بمباشرة الأسباب التي نصها اللـه مقتضيات لمسبباتها قدرا وشرعا. وإن تعطيلها يقدح في نفس التوكل، كما يقدح في الأمر والحكمة، ويضعفه من حيث يظن معطلها: أن تركها أقوى في التوكل. فإن تركها عجزا ينافي التوكل الذي حقيقته: اعتماد القلب على اللـه في حصول ما ينفع العبد في دينه ودنياه، ودفع ما يضره في دينه ودنياه.

ولا بد مع هذا الاعتماد من مباشرة الأسباب، وإلا: كان معطلا للحكمة والشرع. فلا يجعل العبد عجزه توكلا، ولا توكله عجزا.

وفيها: رد على من أنكر التداوي، وقال: إن كان الشفاء قد قدر فالتداوي لا يفيد، وإن لم يكن قدر فكذلك. وأيضا: فإن المرض حصل بقدر اللـه، وقدر اللـه لا يدفع ولا يرد.

وهذا السؤال هو الذي أورده الأعراب على رسول اللـه صلى اللـه عليه وسلم. وأما أفاضل الصحابة: فأعلم بالله وحكمته وصفاته، من أن يوردوا مثل هذا.

وقد أجابهم النبي صلى اللـه عليه وسلم بما شفى وكفى، فقال: هذه الأدوية والرقى والتقى هي من قدر اللـه؛ فما خرج شيء عن قدره، بل يرد «قدره» بقدره. وهذا الرد من قدره. فلا سبيل إلى الخروج عن قدره بوجه ما. وهذا: كرد قدر الجوع والعطش والبرد بأضدادها؛ وكرد قدر العدو بالجهاد. وكل من قدر اللـه: الدافع، والمدفوع، والدفع.

القول «لكل داء دواء» تقوية لنفس المريض والطبيب:

في قوله صلى الـلـه عليه وسلم: «لكل داء دواء»: تقوية لنفس المريض والطبيب، وحث على طلب ذلك الدواء والتفتيش عليه. فإن المريض إذا استشعرت نفسه أن لدائه دواء يزيله: تعلق قلبه بروح الرجاء، وبرد من حرارة اليأس، وانفتح له باب الرجاء. ومتى قويت نفسه: انبعثت حرارته الغزيرة، وكان ذلك سببا لقوة الأرواح الحيوانية والنفسانية والطبيعية. ومتى قويت هذه الأرواح: قويت القوى التي هي حاملة لها: فقهرت المرض ودفعته. وكذلك الطبيب: إذا علم أن لهذا الداء دواء، أمكنه طلبه والتفتيش عليه.

أمراض القلوب جعل الـلـه لها شفاء بضدها:

أمراض الأبدان على وزان أمراض القلوب؛ وما جعل الـلـه للقلب مرضا إلا جعل له شفاء بضده. فإن علمه صاحب الداء واستعمله، وصادف داء قلبه-: أبرأه بإذن الـلـه تعالى.

قانون الأكل والشرب:

في هديه صلى الـلـه عليه وسلم: في الاحتماء من التخم والزيادة في الأكل على قدر الحاجة، والقانون الذي ينبغي مراعاته في الأكل والشرب.

في المسند وغيره -عنه صلى الـلـه عليه وسلم- أنه قال: «ما ملأ آدمي وعاء شرا من بطن، بحسب ابن آدم لقيمات يقمن صلبه، فإن كان لابد فاعلا: فثلث لطعامه، وثلث لشرابه، وثلث لنفسه».

ملاحظة: وأخرج هذا الحديث أيضا: الترمذي، وابن ماجه، والحاكم وابن حبان في صحيحهما. وقال الترمذي: حسن وفي نسخة: حسن صحيح. ومعنى «بحسب ابن آدم» يكفيه. وصلبه: ظهره؛ مجازا في جميع البدن: لأنه عماده الذي يقوم به.

التوسط في الغذاء انتفاع للبدن:

الأمراض نوعان: أمراض مادية تكون عن زيادة مادة: أفرطت في البدن حتى أضرت بأفعاله الطبيعية، وهي الأمراض الأكثرية. وسببها: إدخال الطعام على البدن قبل هضم الأول، والزيادة في القدر الذي يحتاج إليه البدن، وتناول الأغذية القليلة النفع، البطيئة الهضم؛ والإكثار من الأغذية المختلفة المتنوعة. فإذا ملأ الآدمي بطنه من هذه الأغذية، واعتاد ذلك-: أورثته أمراضا متنوعة، منها بطيء للزوال أو سريعه. فإذا توسط في الغذاء، وتناول منه قدر الحاجة، وكان معتدلا في كميته وكيفيته-: كان انتفاع البدن به أكثر من انتفاعه بالغذاء الكثير.

مراتب الغذاء: الحاجة، الكفاية، الفضلة:

مراتب الغذاء ثلاثة: أحدها: مرتبة الحاجة؛ والثانية: مرتبة الكفاية؛ والثالثة: مرتبة الفضلة. فأخبر النبي صلى الله عليه وسلم: أنه يكفيه لقيمات يقمن صلبه، فلا تسقط قوته ولا تضعف معها: فإن تجاوزها: فليأكل في ثلث بطنه، ويدع الثلث الآخر للماء، والثالث للنفس. وهذا من أنفع ما للبدن والقلب: فإن البطن إذا امتلأ من الطعام، ضاق عن الشراب. فإذا أورد عليه الشراب: ضاق عن النفس، وعرض له الكرب والتعب، وصار محمله بمنزلة حامل الحمل الثقيل. هذا إلى ما يلزم ذلك: من فساد القلب، وكسل الجوارح عن الطاعات، وتحركها في الشهوات التي يستلزمها الشبع.

فامتلاء البطن من الطعام مضر للقلب والبدن. هذا إذا كان دائما أو أكثريا. وأما إذا كان في الأحيان، فلا بأس به: فقد شرب أبو هريرة بحضرة النبي صلى الله عليه وسلم من اللبن، حتى قال: «والذي بعثك بالحق لا أجد له مسلكا»؛ وأكل الصحابة بحضرته مرارا، حتى شبعوا. والشبع المفرط يضعف القوى والبدن: وإن أخصبه. وإنما يقوى البدن بحسب ما يقبل من الغذاء، لا بحسب كثرته.

ولما كان في الإنسان جزء أرضي، وجزء هوائي، وجزء مائي-: قسم النبي صلى الله عليه وسلم طعامه وشرابه ونفسه، على الأجزاء الثلاثة.

فإن قيل: فأين حظ جزء النار؟ قيل: هذه مسألة تكلم فيها الأطباء، وقالوا: إن في البدن جزءا ناريا بالفعل، وهو أحد أركانه وإسطقساته.

ملاحظة: اسطقساته أي: أصوله. جمع «اسطقس» وهو لفظ يوناني بمعنى: الأصل. وسموا العناصر الأربعة -التي هي: الماء، والأرض، والهواء، والنار.- اسطقسات: لأنه أصول المركبات التي هي: الحيوانات والنباتات والمعادن، عندهم.

وثبت في صحيح مسلم، عن النبي صلى الله عليه وسلم قال: «خلقت الملائكة من نور، وخلق إبليس من مارج من نار، وخلق آدم مما وصف لكم». وهذا صريح: في أنه خلق مما وصفه الله في كتابه فقط؛ ولم يصف لنا سبحانه: أنه خلقه من نار، ولا أن في مادته شيئا من النار.

وكان علاجه صلى الله عليه وسلم للمرض، ثلاثة أنواع: أحدها بالأدوية الطبيعية. والثاني: بالأدوية الإلهية. والثالث: بالمركب من الأمرين.

ونحن نذكر الأنواع الثلاثة من هديه صلى الله عليه وسلم؛ فنبدأ بذكر الأدوية الطبيعية التي وصفها واستعملها؛ ثم نذكر الأدوية الإلهية، ثم المركبة.

الرسول صلى الله عليه وسلم بعث هاديا وداعيا إلى الله وإلى جنته، وأما طب الأبدان، فجاء من تكميل شريعته:

وهذا ما يشير إليه إشارة: فإن رسول الله صلى الله عليه وسلم- إنما بعث: هاديا، وداعيا إلى الله وإلى جنته، ومعرفا بالله، ومبينا للأمة مواقع رضاه وآمرا لهم بها؛ ومواقع سخطه وناهيا لهم عنها؛ ومخبرهم أخبار الأنبياء والرسل وأحوالهم مع أممهم، وأخبار تخليق العالم، وأمر المبدأ والمعاد، وكيفية شقاوة النفوس وسعادتها، وأسباب ذلك.

وأما طب الأبدان، فجاء من تكميل شريعته، ومقصودا لغيره: بحيث إنما يستعمل عند الحاجة إليه. فإذا قدر الاستغناء عنه: كان صرف الهمم والقوى إلى علاج القلوب والأرواح، وحفظ صحتها، ودفع أسقامها، وحميتها مما يفسدها -وهو المقصود بالقصد الأول. وإصلاح البدن بدون إصلاح القلب لا ينفع؛ وفساد البدن مع إصلاح القلب مضرته يسيرة جدا؛ وهي مضرة زائلة تعقبها المنفعة الدائمة التامة.

هديه صلى الـلـه عليه وسلم في معالجة المرضى

بترك إعطائهم ما يكرهونه من الطعام والشراب، وأنهم لا يكرهون على تناوله

روى الترمذي في جامعه، وابن ماجه: عن عقبة بن عامر الجهني؛ قال: قال رسول الـلـه صلى الـلـه عليه وسلم: «لا تكرهوا مرضاكم على الطعام والشراب، فإن الـلـه عز وجل يطعمهم ويسقيهم».

قال بعض فضلاء الأطباء: ما أغزر فوائد هذه الكلمة النبوية، المشتملة على حكم إلهية؛ لا سيما للأطباء ولمن يعالج المرضى.. وذلك: أن المريض إذا عاف الطعام أو الشراب، فذلك: لاشتغال الطبيعة بمجاهدة المرض، أو لسقوط شهوته أو نقصانها: لضعف الحرارة الغريزية، أو خمودها. وكيفما كان: فلا يجوز حينئذ إعطاء الغذاء في هذه الحالة.

واعلم أن الجوع إنما هو: طلب الأعضاء للغذاء، لتخلف الطبيعة به عليها، عوض ما يتحلل منها؛ فتجذب الأعضاء القصوى من الأعضاء الدنيا، حتى ينتهي الجذب إلى المعدة، فيحس الإنسان بالجوع، فيطلب الغذاء. وإذا وجد المرض: اشتغلت الطبيعة بمادته وإنضاجها وإخراجها، عن طلب الغذاء أو الشراب. فإذا أكره المريض على استعمال شيء من ذلك: تعطلت به الطبيعة عن فعلها، واشتغلت بهضمه وتدبيره عن إنضاج مادة المرض ودفعه. فيكون ذلك سببا لضرر المريض... ولا ينبغي أن يستعمل في هذا الوقت والحال، إلا ما يحفظ عليه قوته ويقويها، من غير استعمال مزعج للطبيعة البتة. وذلك يكون بما لطف قوامه: من الأشربة والأغذية. واعتدال مزاجه: كشراب اللينوفر (نبت مائي، عرائس النيل) والتفاح والورد الطري، وما أشبه ذلك. ومن الأغذية: أمراق الفراريج المعتدلة المطيبة فقط. وإنعاش قواه. بالارابيج (جميع اريج. الأشياء ذوات الأريج) العطرة الموافقة، والأخبار السارة. فإن الطبيب خادم الطبيعة ومعينها، لا معيقها.

واعلم أن الدم الجيد هو المغذي للبدن، وأن البلغم دم فج قد نضج بعض النضج. فإذا كان بعض المرضى في بدنه بلغم كثير -وعدم الغذاء-: عطفت الطبيعة عليه، وطبخته وأنضجته، وصيرته دما وغذت به الأعضاء، واكتفت به عما سواه. والطبيعة هو: القوة التي وكلها اللـه سبحانه بتدبير البدن وحفظه وصحته، وحراسته مدة الحياة.

ملاحظة: معظم الأمراض يصحبها عدم رغبة المريض للطعام. وإطعام المريض قصرا في هذه الحالة، يعود عليه بالضرر: لعدم قيام الجهاز الهضمي بعمله كما يجب؛ مما يتبعه عسر هضم، وسوء حالة المريض. وكل مريض له غذاء معين له، وغالبا ما يكون غذاء قليلا سهل الهضم. ومن دلائل شفاء المريض: عودته إلى سابق رغبته في الطعام. فـ «لا تكرهوا مرضاكم على الطعام والشراب».

واعلم أنه قد يحتاج في الندرة إلى إجبار المريض على الطعام والشراب وذلك في الأمراض التي يكون معها اختلاط العقل.

معنى قوله صلى الـلـه عليه وسلم

«أن الـلـه يطعمهم ويسقيهم»:

وفي قوله صلى الـلـه عليه وسلم: «أن الـلـه يطعمهم ويسقيهم»؛ معنى لطيف زائد على ما ذكره الأطباء، ولا يعرفه إلا من له عناية بحكام القلوب والأرواح، وتأثيرها في طبيعة البدن وانفعال الطبيعة عنها، كما تنفعل هي كثيرا عن الطبيعة...

النفس إذا حصل لها ما يشغلها-: من محبوب، أو مكروه، أو مخوف:- انشغلت به عن طلب الغذاء والشراب: فلا تحس بالجوع ولا عطش، بل ولا حر ولا برد. بل تشتغل به عن الإحساس بالمؤلم الشديد الألم؛ فلا تحس به. وما من أحد إلا وقد وجد في نفسه ذلك أو شيئا منه. وإذا انشغلت النفس بما دهمها وورد عليها: لم تحس بألم الجوع.

فإن كان الوارد مفرحا قوي التفريح: قام لها مقام الغذاء، فشبعت به، وانتعشت قواها وتضاعفت، وجرت الدموية في الجسم حتى تظهر في سطحه، فيشرق وجهه، وتظهر دمويته. فإن الفرح يوجب انبساط دم القلب، فينبعث في العروق، فتمتلئ به. فلا تطلب الأعضاء معلومها: من الغذاء المعتاد؛ لاشتغالها بما هو أحب إليها وإلى الطبيعة منه. والطبيعة إذا ظفرت بما تحب: آثرته على ما هو دونه...

المريض له مدد من الـلـه تعالى يغديه به زائدا على ما ذكره الأطباء: من تغذيته بالدم. وهذا المدد بحسب ضعفه وانكساره، وانطراحه بين يدي ربه عز وجل. يتحصل له من ذلك ما يوجب له قربا من ربه. فإن العبد أقرب ما يكون من ربه: إذا انكسر قلبه، ورحمة ربه قريبة منه.

فإن كان وليا له: حصل له من الأغذية القلبية، ما تقوى به قوى طبيعته وتنتعش به قواه، أعظم من قوتها وانتعاشها بالأغذية البدنية. وكلما قوى إيمانه

وحبه لربه وأنسه به وفرحه به، وقوى يقينه بربه، واشتد شوقه إليه ورضاه به وعنه-: وجد في نفسه من هذه القوة، ما لا يعبر عنه، ولا يدركه وصف طبيب، ولا يناله علمه.

هديه صلى الله عليه وسلم في علاج المرضى

بتطبيب نفوسهم، وتقوية قلوبهم

روى ابن ماجه في سننه -من حديث أبي سعيد الخدري- قال: قال رسول الله صلى الله عليه وسلم: «إذا دخلتم على المريض: فنفسوا له في الأجل؛ فإن ذلك لا يرد شيئا، وهو يطيب نفس المريض».

في هذا الحديث نوع شريف جدا من أشرف أنواع العلاج؛ وهو: الإرشاد إلى ما يطيب نفس العليل: من الكلام الذي تقوى به الطبيعة، وتنتعش به القوة، وينبعث به الحار الغريزي؛ فيتساعد على دفع العلة أو تخفيفها، الذي هو غاية تأثير الطبيب.

وتفريح نفس المريض، وتطييب قلبه، وإدخال ما يسره عليه -له تأثير عجيب: في شفاء علته، وخفتها. فإن الأرواح والقوى تقوى بذلك، فتساعد الطبيعة على دفع المؤذي. وقد شاهد الناس كثيرا من المرضى: تنتعش قواه بعيادة من يحبونه ويعظمونه، ورؤيتهم لهم ولطفهم بهم، ومكالمتهم إياهم. وهذا أحد فوائد عيادة المرضى التي تتعلق بهم. فإن فيها أربعة أنواع من الفوائد: نوع يرجع إلى المريض، ونوع يعود على العائد، ونوع يعود على أهل المريض، ونوع يعود على العامة.

وقد تقدم في هديه صلى الله عليه وسلم: أنه كان يسأل المريض عن شكواه، وكيف يجده؟ ويسأله عما يشتهيه؛ ويضع يده على جبهته، وربما وضعها بين ثدييه؛ ويدعو له، ويصف له ما ينفعه في علته. وربما توضأ وصب على المريض من وضوئه. وربما كان يقول للمريض: «لا بأس عليك؛ طهور إن شاء الله تعالى». وهذا من كمال اللطف، وحسن العلاج والتدبير.

هدية صلى الله عليه وسلم في علاج الأبدان بما اعتادته

من الأدوية والأغذية، دون ما لم تعتده

هذا أصل عظيم من أصول العلاج، وأنفع شيء فيه. وإذا أخطأه الطبيب: ضر المريض من حيث يظن أنه ينفعه. ولا يعدل عنه إلى ما يجده من الأدوية في كتب الطب، إلا طبيب جاهل. فإن ملاءمة الأدوية والأغذية للأبدان: بحسب استعدادها وقبولها. وهؤلاء أهل البوادي والأكارون (الحراث) وغيرهم: لا ينجع فيهم شراب اللينوفر والورد الطري والمغلى (المغالي)، ولا يؤثر في طباعهم شيئا. بل عامة أدوية أهل الحضر وأهل الرفاهية، لا تجدي عليهم. والتجربة شاهدة بذلك.

ومن تأمل ما ذكرناه -من العلاج النبوي- رآه كله موافقا لعادة العليل وأرضه، وما نشأ عليه. فهذا أصل عظيم من أصول العلاج: يجب الاعتناء به. وقد صرح به أفاضل أهل الطب، حتى قال طبيب العرب، بل أطبهم، الحارث بن كلدة -وكان فيهم كأبقراط في قومه-: «الحمية رأس الدواء، والمعدة بيت الداء؛ وعودوا كل بدن ما اعتاد»؛ وفي لفظ عنه: «الأزم دواء» والأزم: الإمساك عن الأكل؛ يعني به الجوع. وهو من أكبر الأدوية في شفاء الأمراض الامتلائية كلها: بحيث إنه أفضل في علاجها من المستفرغات، إذا لم يخف من كثرة الامتلاء، وهيجان الأخلاط وحدتها وغليانها.

وقوله: «المعدة بيت الداء»؛ (المعدة): عضو عصبي مجوف كالقرعة في شكله، مركب من ثلاث طبقات مؤلفة من شظايا دقيقة عصبية، تسمى الليف، ويحيط بهم لحم. وليف إحدى الطبقات بالطول، والأخرى بالعرض، والثالثة بالورب. وفم المعدة أكثر عصبا، وقعرها أكثر لحما. وفي باطنها خمل. وهي محصورة في وسط البطن، وأميل إلى الجانب الأيمن قليلا. خلقت على هذه الضفة: لحكمة لطيفة من الخالق الحكيم سبحانه. وهي بيت الداء. وكانت محلا للهضم الأول. وفيها ينضج

الغذاء، وينحدر منها بعد ذلك إلى الكبد والأمعاء. ويتخلف منه فيها فضلات عجزت القوة الهاضمة عن تمام هضمها: إما لكثرة الغذاء، أو لرداءته، أو لسوء ترتيب في استعماله له، أو لمجموع ذلك. وهذه الأشياء بعضها مما لا يتخلص الإنسان منه غالبا، فتكون المعدة بيت الداء لذلك. وكأنه يشير بذلك: إلى الحث على تقليل الغذاء، ومنع النفس من اتباع الشهوات، والتحرز عن الفضلات.

وأما العادة: فلأنها كالطبيعة للإنسان؛ ولذلك يقال: العادة طبع ثان. وهي قوة عظيمة في البدن، حتى إن أمرا واحدا إذا قيس إلى أبدان مختلفة العادات: كان مختلف النسبة إليها؛ وإن كانت تلك الأبدان متفقة في الوجوه الأخرى. مثل ذلك: أبدان ثلاثة حارة المزاج في سن الشباب؛ أحدها: عود تناول الأشياء الحارة. والثاني: عود تناول الأشياء الباردة. والثالث: عود تناول الأشياء المتوسطة. فإن الأول متى تناول عسلا. لم يضر به. والثاني متى تناوله: أضر به. والثالث: يضر به قليلا. فالعادة ركن عظيم في حفظ الصحة، ومعالجة الأمراض. ولذلك جاء العلاج النبوي بإجراء كل بدن على عادته: في استعمال الأغذية والأدوية، وغير ذلك.

بعض الأدوية والأغذية المفردة، التي جاءت

على لسانه صلى الـله عليه وسلم

أترج (كباد):

ثبت في الصحيح، عن النبي صلى الـله عليه وسلم، أنه قال: «مثل المؤمن الذي يقرأ القرآن، كمثل الأترجة: طعمها طيب، وريحها طيب».

وفي الأترج منافع كثيرة. وهو مركب من أربعة أشياء: قشر، ولحم، وحمض، وبزر. ولكل واحد منها مزاج يخصه: فقشره حار يابس، ولحمه حار رطب، وحمضه بارد يابس، وبزره حار يابس.

ومن منافع قشره: أنه إذا جعل في الثياب منع السوس. ورائحته تصلح فساد الهواء والوباء. ويطيب النكهة إذا أمسكها في الفم، ويحلل الرياح. وإذا جعل في الطعام كالأبازير: عان على الهضم. قال صاحب القانون: «وعصارة قشره تنفع من نهش الأفاعي شربا، وقشره ضمادا، وحراقة قشره طلاء جيد للبرص».

وأما لحمه: فملطف لحرارة المعدة، نافع لأصحاب المرة الصفراء، قامع للبخارات الحارة. وقال القافقي: «أكل لحمه ينفع البواسير».

وأما حماضه: فقابض كاسر للصفراء، ومسكن للخفقان الحار، نافع من اليرقان شربا واكتحالا، قاطع للقيء الصفراوي، مشه للطعام، عاقل للطبيعة، نافع من الإسهال الصفراوي. وعصارة حماضه يسكن غلمة النساء، وينفع طلاء من الكلف، ويذهب بالقوبا. ويستدل على ذلك في الحبر: إذا وقع على الثياب قلعه. وله قوة تلطف وتقطع وتبرد، وتطفئ حرارة الكبد، وتقوي المعدة، وتمنع حدة المرة الصفراء، وتزيل الفم العارض منها، وتسكن العطش.

وأما بزره: فله قوة محللة مجففه. وقال ابن ماسويه: النفع من السموم القاتلة، إذا شرب منه وزن مثقالين مقشرا بماء فاتر، وطلاء مطبوخ. وإن دق ووضع على موضع اللسعة: نفع. وهو ملين للطبيعة، مطيب للنكهة. وأكثر هذا الفعل موجود في قشره».

وقال غيره: «خاصية حبه: النفع من لسع العقارب، وإذا شرب منه وزن مثقالين مقشرا بماء فاتر. وكذلك: إذا دق ووضع على موضع اللدغة».

وقال غيره: «حبه يصلح للسموم كلها، وهو نافع من لدغ الهوام كلها».

وذكر: «أن بعض الأكاسرة غضب على قوم من الأطباء، فأمر بحبسهم، وخيرهم أدما لا يزيد لهم عليه. فاختاروا الأترج. فقيل لهم: لم اخترتموه على غيره؟ فقالوا: لأنه في العاجل ريحان، ومنظره مفرح، وقشره طيب الرائحة، ولحمه فاكهة، وحمضه أدم، وحبه ترياق، وفيه دهن».

وحقيق بشيء هذه منافعه: أن يشبه به خلاصة الوجود، وهو المؤمن الذي يقرأ القرآن. وكان بعض السلف يحب النظر إليه، لما في منظره: من التفريح.

إثمد:

هو: حجر الكحل الأسود، يؤتى به من أصفهان ـوهو أفضله ـ ويؤتى به من جهة الغرب أيضا. وأجوده: السريع التفتيت الذي لفتاته بصيص وداخله أملس ليس فيه شيء من الأوساخ.

ومزاجه بارد يابس: ينفع العين ويقويها، ويشد أعصابها، ويحفظ صحتها؛ ويذهب اللحم الزائد في القروح ويدملها، وينقي أوساخها ويجلوها؛ ويذهب الصداع؛ إذا اكتحل به مع العسل المائي الرقيق. وإذا دق وخلط ببعض الشحوم الطرية، ولطخ على حرق النارـ: لم تعرض فيه خشكريشة، ونفع من التنفط الحادث بسببه.

وهو أجود أكحال العين -لا سيما للمشايخ والذين ضعفت أبصارهم-: إذا جعل معه شيء من المسك هو: الكحل الأسود.

ملاحظة: يستعمل حاليا للزينة فقط.

بطيخ:

روى أبو داود والترمذي -عن النبي صلى الله عليه وسلم-: أنه كان يأكل البطيخ بالرطب، يقول: «يدفع حر هذا برد هذا». وفي البطيخ عدة أحاديث لا يصح منها شيء غير هذا الحديث الواحد.

والمراد به: الأخضر. وهو بارد رطب، وفيه جلاء. وهو أسرع انحدارا عن المعدة من القثاء والخيار. وهو سريع الاستحالة إلى أي خلط كان صادفه في المعدة. وإذا كان أكله محرورا: انتفع به جدا؛ وإن كان مبرودا: دفع ضرره بيسير من الزنجبيل ونحوه.

وينبغي أكله قبل الطعام، ويتبع به. وإلا غثى وقيأ. وقال بعض الأطباء: «إنه قبل الطعام يغسل البطن غسلا ويذهب بالداء أصلا».

بلح:

روى النسائي وابن ماجه في سننهما -من حديث هشام بن عروة، عن أبيه، عن عائشة رضي الله عنها- قالت: قال رسول الله صلى الله عليه وسلم: «كلوا البلح بالتمر. فإن الشيطان إذا نظر إلى ابن آدم يأكل البلح بالتمر، يقول: بقي ابن آدم حتى أكل الحديث بالعتيق». وفي رواية: «كلوا البلح بالتمر، فإن الشيطان يحزن إذا رأى ابن آدم يأكله؛ يقول: عاش ابن آدم حتى أكل الجديد بالخلق». رواه البزار في مسنده، وهذا لفظه.

قلت: الباء في الحديث بمعنى «مع» أي: كلوا هذا مع هذا.

قال بعض أطباء الإسلام: «إنما أمر النبي صلى اللـه عليه وسلم بأكل البلح بالتمر، ولم يأمر بأكل البسر مع التمر-: لأن البلح بارد يابس، والتمر حار رطب؛ ففي كل منهما إصلاح للآخر. وليس كذلك البسر مع التمر: فإن كل واحد منهما حار، ون كانت حرارة التمر أكثر». ولا ينبغي -من جهة الطب- الجمع بين حارين أو باردين؛ كما تقدم.

وفي هذا الحديث: التنبيه على صحة أصل صناعة الطب، ومراعاة التدبير الذي يصلح في دفع كيفيات الأغذية والأدوية بعضها ببعض، ومراعاة القانون الطبي الذي يحفظ به الصحة.

وفي البلح برودة ويبوسة. وهو ينفع الفم واللثة والمعدة. وهو رديء للصدر والرئة: بالخشونة التي فيه؛ بطن في المعدة، يسير التغذية. وهو للنخلة كالحصرم لشجرة العنب. وهما جميعا يولدان رياحا وقراقر ونفخا، ولا سيما: إذا شرب عليهما الماء. ودفع مضرتهما: بالتمر أو بالعسل والزبد.

ملاحظة: البسر: الواحدة «بسرة» جمع بسار: التمر إذا لون ولم ينضج.

بيض:

ذكر البيهقي في شعب الإيمان، أثرا مرفوعا: «أن نبيا من الأنبياء شكا إلى اللـه سبحانه الضعف، فأمره بأكل البيض». وفي ثبوته نظر.

ويختار من البيض الحديث على العتيق، وبيض الدجاج على سائر بيض الطير. وهو معتدل يميل إلى البرودة قليلا.

قال صاحب القانون: «ومحه حار رطب، يولد دما صحيحا محمودا، ويغذي غذاء يسير، ويسرع الانحدار من المعدة: إذا كان رخوا». وقال غيره: «مح البيض مسكن للألم، مملس للحلق وقصبة الرئة، نافح للحلق والسعال وقروح الرئة والكلى

والمثانة» مذهب للخشونة لا سيما إذا أخذ بدهن اللوز الحلو، ومنضج لما في الصدر ملين له، مسهل لخشونة الحلق».

وبياضه إذا قطر في العين الوارمة ورما حادا: برده وسكن الوجع، وإذا لطخ به حرق النار أول ما يعرض له: لم يدعه يتنفط، وإذا لطخ به الوجه: منع من الاحتراق العارض من الشمس، وإذا خلط بالكندر ولطخ على الجبهة: نفع من النزلة.

وذكره صاحب القانون في الأدوية القلبية، ثم قال: «وهو -وإن لم يكن من الأدوية المطلقة- فإنه مما له مدخل في تقوية القلب جدا، أعني: الصفرة. وهي تجمع ثلاثة معان: سرعة الاستحالة إلى الدم، وقلة الفضل، وكون الدم المتولد منه مجانسا للدم الذي يغذو القلب خفيفا مندفعا إليه بسرعة. ولذلك هو أوفق ما يتلاقى به عادية الأمراض المحللة لجوهر الروح».

بصل:

روى أبو داود في سننه، عن عائشة رضي الله عنها: أنها سئلت عن البصل، فقالت: «إن آخر طعام أكله صلى الله عليه وسلم، كان فيه بصل».

وثبت عنه في الصحيحين: «أنه منع آكله من دخول المسجد».

والبصل حار في الثالثة، وفيه رطوبة مضلية. ينفع من تغير المياه، ويدفع ريح السموم، ويفتق الشهوة، ويقوي المعدة، ويهيج الباه، ويزيد في المني، ويحسن اللون، ويقطع البلغم، ويجلو المعدة.

وبزره يذهب البهق، ويدلك به حول داء الثعلب فينفع جدا. وهو بالملح يقلع الثآليل. وإذا شمه من شرب دواء مسهلا: منعه من القيء والغثيان، وأذهب رائحة ذلك الدواء. وإذا تسعط بمائه: نقى الرأس. ويقطر في الأذن: لثقل السمع والطنين والقيح والماء الحادث في الأذنين. وينفع من الماء النازل في العينين اكتحالا: يكتحل ببزره مع العسل، لبياض العين.

والمطبوخ منه كثير الغذاء: ينفع من اليرقان والسعال وخشونة الصدر، ويدر البول، ويلين الطبع. وينفع من عضة الكلب غير الكلب: إذا نطل عليها ماؤه بملح وسذاب. وإذا احتمل: فتح أفواه البواسير.

وأما ضرره: فإنه يورث الشقيقة، ويصدع الرأس، ويولد أرياحا، ويظلم البصر، وكثرة أكله تورث النسيان، ويفسد العقل، ويغير رائحة الفم والنكهة، ويؤذي الجليس، والملائكة، وإماقته طبخا تذهب بهذه المضرات منه.

وفي السنن: أنه صلى الله عليه وسلم أمر آكله وآكل الثوم أن يميتهما طبخا، ويذهب رائحته مضغ ورق السذاب عليه[1].

تمر:

ثبت في الصحيح عنه صلى الله عليه وسلم: «من تصبح بسبع تمرات (وفي لفظ: من تمر العالية)، لم يضره ذلك اليوم سم ولا سحر». وثبت عنه أنه قال: «بيت لا تمر فيه جياع أهله».

وثبت عنه: أنه أكل التمر بالزبد، وأكل التمر بالخبز، وأكله مفردا.

وهو حار في الثانية. وهل هو رطب في الأولى؟: أو يابس فيها؟ على قولين:

وهو: مقو للكبد، ملين للطبع؛ يزيد في الباه ولا سيما مع حب الصنوبر، ويبرئ من خشونة الحلق. ومن لم يعتده-: كأهل البلاد الباردة.- فإنه يورث لهم السدد، ويؤذي الأسنان، ويهيج الصداع. ودفع ضرره باللوز والخشخاش.

وهو من أكثر الثمار تغذية للبدن، بما فيه: من الجوهر الحار الرطب. وأكله على الريق يقتل الدود: فإنه -مع حرارته- فيه قوة ترياقية؛ فإذا أديم استعماله على

---

(١) صحيح مسلم: (٥٦٧) والنسائي (٤٣/٢) وابن ماجه (٣٣٦٣).

الريق: جفف مادة الدود وأضعفه، وقلله أو قتله. وهو فاكهة وغذاء ودواء وشراب وحلوى.

تين:

لما لم يكن التين بأرض الحجاز والمدينة، لم يأت له ذكر في السنة. فإن أرضه تنافي أرض النخل. ولكن: قد أقسم الله به في كتابه، لكثرة منافعه وفوائده. والصحيح: إن المقسم به هو التين المعروف.

وهو حار. وفي رطوبته ويبوسته قولان. وأجوده: الأبيض الناضج القشر؛ يجلو رمل الكلى والمثانة، ويؤمن من السموم. وهو أغذا من جميع الفواكه، وينفع خشونة الحلق والصدر وقصبة الرئة، ويغسل الكبد والطحال، وينقي الخلط البلغمي من المعدة، ويغذو البدن غذاء جيدا. إلا أنه يولد القمل: إذا أكثر منه جدا.

ويابسه: يغذو وينفع العصب؛ وهو مع الجوز واللوز محمود. قال جالينوس: «وإذ أكل مع الجوز والسذاب -قبل أخذ السم القاتل-: نفع وحفظ من الضرر».

ويذكر عن أبي الدرداء: «أهدى إلى النبي صلى الله عليه وسلم طبق من تين، فقال: كلوا. وأكل منه وقال: لو قلت: إن فاكهة نزلت من الجنة، قلت هذه. لأن فاكهة الجنة بلا عجم. فكلوا منها: فإنها تقطع البواسير، وتنفع من النقرس». وفي ثبوت هذا نظر.

واللحم منه أجود؛ وهو يعطش المحرورين، ويسكن العطش الكائن عن البلغم المالح، وينفع السعال المزمن، ويدر البول، ويفتح سدد الكبد والطحال، ويوافق الكلى والمثانة. ولأكله على الريق منفعة عجيبة: في تفتيح مجاري الغذاء، وخصوصا باللوز والجوز. وأكله مع الأغذية الغليظة رديء جدا.

والتوت الأبيض قريب منه. ولكنه أقل تغذية، وأضر بالمعدة.

ثوم:

هو قريب من البصل. وفي الحديث: «من أكلها فليمتهما طبخا». وأهدى إليه طعام فيه ثوم، فأرسل به إلى أبي أيوب الأنصاري، فقال: يا رسول الـلـه، تكرهه وترسل به إلي؟ فقال: «إني أناجي من لا تناجي».

وبعد: فهو حار يابس في الرابعة، يسخن إسخانا قويا، ويجفف تجفيفا بالغا نافعا للمبرودين ولمن مزاجه بلغمي، ولمن أشرف على الوقوع في الفالج. وهو مجفف للمني، مفتح للسدد، محلل للرياح الغليظة، هاضم للطعام، قاطع للعطش، مطلق للبطن، مدر للبول. يقوم في لسع الهوام وجميع الأورام الباردة، مقام الترياق. وإذا دق وعمل به ضماد على نهش الحيات، أو في لسع العقارب-: نفعها، وجذب السموم منها؛ ويسخن البدن، ويزيد في حرارته، ويقطع البلغم، ويحلل النفخ، ويصفي الحلق، ويحفظ صحة أكثر الأبدان، وينفع من تغير المياه والسعال المزمن. ويؤكل نيئا ومطبوخا ومشويا. وينفع من وجع الصدر من البرد، ويخرج العلق من الحلق. وإذا دق مع الخل والملح والعسل، ثم وضع على الضرس المتآكل؛ فتته وأسقطه؛ وعلى الضرس الوجع: سكن وجعه. وإن دق منه مقدار درهمين وأخذ مع ماء العسل-: أخرج البلغم والدود. وإذا طلي بالعسل على البهق: نفع.

ومن مضاره: أنه يصدع ويضر الدماغ والعينين، ويضعف البصر والباه، ويعطش، ويهيج الصفراء، ويجيف رائحة الفم. ويذهب رائحته: أن يمضغ عليه ورق السذاب.

ملاحظة: تبين حديثا أن للثوم الأفعال الرئيسية التالية:

مضاد حيوي؛ يخفض ضغط الدم؛ مضاد للداء السكري؛ مقشع؛ يقلل تجلط الدم؛ طارد للدود؛ يزيد التعرق.

حبة السوداء:

ثبت في الصحيحين -من حديث أبي سلمة، عن أبي هريرة رضي الله عنه- أن رسول الله صلى الله عليه وسلم قال: «عليكم بهذه الحبة السوداء. فإن فيها شفاء من كل داء، إلا السام». «السام»: الموت.

الحبة السوداء هي: الشوفيز، في لغة الفرس. وهي: الكمون الأسود، وتسمى: الكمون الهندي...

وهي كثيرة المنافع جدا. وقوله: «شفاء من كل داء»؛ مثل قوله تعالى: {تدمر كل شيء بأمر ربها}؛ أي كل شيء يقبل التدمير؛ ونظائره. وهي نافعة من جميع الأمراض الباردة. وتدخل في الأمراض الحارة اليابسة بالعرض، فتوصل قوى الأدوية الباردة الرطبة إليها، بسرعة تنفيذها: إذا أخذ يسيرها.

وقد نص صاحب القانون وغيره، على الزعفران في قرص الكافور، لسرعة تنفيذه وإيصاله قوته. وله نظائر يعرفها حذاق الصناعة. ولا تستبعد منفعة الحار في أمراض ضارة بالخاصية. فإنك تجد ذلك في أدوية كثيرة، منها: الأنزروت وما يركب معه من أدوية الرمد، كالسكر وغيره من المفردات الحارة. والرمد ورم حاد: باتفاق الأطباء. وكذلك نفع الكبريت الحار جدا من الجرب.

والشوفيز حار يابس في الثالثة: مذهب للنفخ، مخرج لحب القرع، نافع من البرص وحمى الربع والبلغمية، مفتح للسدد، ومحلل للرياح، مجفف لبلة المعدة ورطوبتها. وإن دق وعجن بالعسل، وشرب بالماء الحار -أذاب الحصاة التي تكون في الكليتين والمثانة. ويدر البول والحيض واللبن: إذا أديم شربه أياما. وإن سخن بالخل، وطلي على البطن-: قتل حب القرع. فإن عجن بماء الحنظل الرطب أو المطبوخ: كان فعله في إخراج الدود أقوى. ويجلو ويقطع ويحلل، ويشفي من الزكام البارد: إذا دق في خرقة واشتم دائما: أذهبه.

ودهنه نافع لداء الحية، ومن الثآليل والخيلان. وإذا شرب منه مثقال بماء: نفع من البهر وضيق النفس. والضماد به ينفع من الصداع البارد. وإذا نقع منه سبع حبات عددا في لبن امرأة، وسعط به صاحب اليرقان-: نفعه نفعا بليغا.

وإذا طبخ بخل، وتمضمض به: نفع من وجع الأسنان عن برد. وإذا استعط به مسحوقا: نفع من ابتداء الماء العارض في العين. وإن ضمد به مع الخل: قلع البثور والجرب المتقرح، وحلل الأورام البلغمية المزمنة، والأورام الصلبة.

وينفع من اللقوة: إذا تسعط بدهنه. وإذا شرب منه مقدار نصف مثقال إلى مثقال: نفع من لسن الرتيلاء. وإن سحق ناعما، وخلط بدهن الحبة الخضراء، وقطر منه في الأذن ثلاث قطرات-: نفع من البرد العارض فيها، والريح والسدد.

وإن قلي، ثم دق ناعما، ثم نقع في زيت، وقطر في الأنف ثلاث قطرات أو أربع-: نفع من الزكام العارض معه عطاس كثير.

وإذا أحرق، وخلط بشمع مذاب بدهن السوسن أو دهن الحناء، وطلي به القروح الخارجة من الساقين، بعد غسلها بالخل-: نفعها وأزال القروح.

وإذا سحق بخل، وطلي به البرص والبهق الأسود والحزاز الغليظ: نفعها وأبرأها.

وإذا سحق ناعما، واستف منه كل يوم درهمين بماء بارد، من عضه كلب كلب، قبل أن يفرغ من الماء-: نفعه نفعا بليغا، وأمن على نفسه من الهلاك، وإذا سعط بدهنه: نفع من الفالج والكزاز؛ وقطع موادهما. وإذا دخن به: طرد الهوام...

ملاحظة: تسمى الحبة السوداء أيضا: حبة البركة، والقزحة. الأنزوت: نوع من الكحل.

حرف:

قال أبو حنيفة الدينوري: هذا هو: الحب الذي يتداوى به؛ وهو: الثفاء الذي جاء فيه الخبر عن النبي صلى الله عليه وسلم. ونباته يقال له: الحرف؛ ونسميه العامة «الرشاد». وقال أبو عبيد: الثفاء: هو الحرف».

قلت: والحديث الذي أشار إليه ما رواه أبو عبيد وغيره، من حديث ابن عباس رضي الله عنهما، عن النبي صلى الله عليه وسلم أنه قال: «ماذا في الأمرين من الشفاء؟: الثفاء والصبر». رواه أبو داود في المراسيل.

وقوته في الحرارة واليبوسة، في الدرجة الثالثة. وهو: يسخن ويلين البطن، ويخرج الدود وحب القرع، ويحلل أورام الطحال، ويحرك شهوة الجماع، ويجلو الجرب المتقرح والقوباء.

وإذا ضمد به مع العسل: حلل ورم الطحال. وإذا طبخ مع الحناء. أخرج الفضول التي في الصدر. وشربه ينفع من نهش الهوام ولعسها.

وإذا دخن به في موضع: طرد الهوام عنه؛ ويمسك الشعر المتساقط. وإذا خلط يسوق الشعير والخل، وتضمد به؛ نفع من عرق النسا، وحلل الأورام الحارة في آخرها.

وإذا تضمد به مع الماء: أنضج الدماميل وينفع من الاسترخاء في جميع الأعضاء، ويزيد في الباه، ويشهي الطعام. وينفع الربو وعسرة النفس وغلظ الطحال، وينقي الرئة، ويدر الطمث. وينفع من عرق النسا ووجع حق الورك -مما يخرج مع الفضول، إذا شرب أو احتقن به، ويجلو ما في الصدر والرئة من البلغم اللزج.

وإن شرب منه بعد سحقه، وزن خمسة دراهم بالماء الحار--: أسهل الطبيعة، وحلل الرياح، ونفع من وجه القولنج البارد السبب. وإذا سحق وشرب: نفع من البرص.

وإن لطخ عليه وعلى البهق الأبيض بالخل: نفع منهما، وينفع من الصداع الحادث من البرد والبلغم. وإن قلي وشرب: عقل الطبع -لا سيما إذا لم يسحق-: لتحلل لزوجته بالقلي، وإذا غسل بمائه الرأس: نقاه من الأوساخ والرطوبات اللزجة.

قال جالينوس: «قوته مثل فوة بزر الخردل. ولذلك قد يسخن به أوجاع الورك المعروفة بالنسا، وأوجاع الرأس، وكل واحد من العلل التي تحتاج إلى التسخين. كما يسخن بزر الخردل. وقد يخلط أيضا في أدوية يسقاها أصحاب الربو: من طريق أن الأمر فيه معلوم أنه يقطع الأخلاط الغليظة تقطيعا قويا، كما يقطعها بزر الخردل. لأنه شبيه به في كل شيء».

حلبة:

يذكر عن النبي صلى الله عليه وسلم: «أنه عاد سعد بن أبي وقاص -رضي الله عنه- بمكة، فقال: ادعوا له طبيبا». فدعي الحارث بن كلدة، فنظر إليه فقال: ليس عليه بأس؛ فاتخذوا له فريقة - وهي: الحلبة مع تمر عجوة رطب يطبخان، فيسحاهما، ففعل ذلك، فبرأ».

إسناده صحيح، أبو داود (٣٨٧٥) بمعناه.

وقوة الحلبة من الحرارة في الدرجة الثانية، ومن اليبوسة في الأولى.

وإذا طبخت بالماء: لينت الحلق والصدر والبطن، وتسكن السعال والخشونة والربو، وعسر النفس، وتزيد في الباه، وهي جيدة للريح والبلغم والبواسير، محددة الكيموسات المرتبكة في الأمعاء، وتحلل البلغم اللزج من الصدر وتنفع من الدبيلات وأمراض الرئة، وتستعمل لهذه الأدواء في الأحشاء مع السمن والفانيد.

وإذا شربت مع وزن خمسة دراهم فوة: أدرت الحيض. وإذا طبخت وغسل بها الشعر جعدته، وأذهبت الحزاز.

ودقيقها إذا خلط بالنطرون والخل، وضمد به، حلل ورم الطحال، وقد تجلس المرأة في الماء الذي طبخت فيه الحلبة، فتنتفع به من وجع الرحمن العارض من ورم فيه. وإذا ضمد به الأورام الصلحة القليلة الحرارة، نفعتها وحللتها، وإذا شرب ماؤها، نفع من المغص العارض من الرياح، وأزلق الأمعاء.

وإذا أكلت مطبوخة بالتمر أو العسل، أو التين على الريق، حللت البلغم اللزج العارض في الصدر والمعدة، ونفعت من السعال المتطاول منه.

وهي نافعة من الحصر، مطلقة للبطن، وإذا وضعت على الظفر المتشنج أصلحته، ودهنها ينفع إذا خلط بالشمع من الشقاق العارض من البرد، ومنافعها أضعاف ما ذكرنا.

ويذكر عن القاسم بن عبدالرحمن، أنه قال: قال رسول الله صلى الله عليه وسلم: «استشفوا بالحلبة»[1] وقال بعض الأطباء: لو علم الناس منافعها، لاشتروها بوزنها ذهبا.

خل:

روى مسلم في «صحيحه»: عن جابر عن عبد الله رضي الله عنهما، أن رسول الله صلى الله عليه وسلم سأل أهله الإدام، فقالوا: ما عندنا إلا خل، فدعا به، وجعل يأكل ويقول: «نعم الإدام الخل، نعم الإدام الخل».

الخل: مركب من الحرارة، والبرودة أغلب عليه، وهو يابس في الثالثة، قوي التجفيف، يمنع من انصباب المواد، ويلطف الطبيعة، وخل الخمر ينفع المعدة الملتهبة، ويقمع الصفراء، ويدفع ضرر الأدوية القتالة، ويحلل اللبن والدم إذا حمدا في الجوف، وينفع الطحال، ويدبغ المعدة، ويعقل البطن، ويقطع العطش، ويمنع

(١) موضوع: الفوائد المجموعة للشوكاني ص(١٦٤).

الورم حيث يريد أن يحدث، ويعين على الهضم، ويضاد البلغم، ويلطف الأغذية الغليظة، ويرق الدم.

وإذا شرب بالملح، نفع من أكل الفطر القتال، وإذا احتسي، قطع العلق المتعلق بأصل الحنك، وإذا تمضمض به مسخنا، نفع من وجع الأسنان، وقوى اللثة.

وهو نافع للداحس، إذا طلي به، والنملة والأورام الحارة، وحرق النار، وهو مشه للأكل، مطيب للمعدة، صالح للشباب، وفي الصيف لسكان البلاد الحارة.

رطب:

قال الله تعالى لمريم: {وهزي إليك بجذع النخلة تساقط عليك رطبا جنيا * فكلي واشربي وقري عينا} [سورة مريم: ٢٥-٢٦].

وفي الصحيحين، عن عبد الله بن جعفر، قال: «رأيت رسول الله صلى الله عليه وسلم يأكل القثاء بالرطب». وفي سنن أبي داود، عن أنس، قال: «كان رسول الله صلى الله عليه وسلم يفطر على رطبات قبل أن يصلي؛ فإن لم تكن رطبات: فثمرات. فإن لم تكن ثمرات: حسا حسوات من ماء».

طبع الرطب طبع المياه: حار رطب يقوي المعدة الباردة ويوافقها، ويزيد في الباه، ويخصب البدن، ويوافق أصحاب الأفرجة الباردة، ويغذو غذاء كثيرا: وهو من أعظم الفاكهة موافقة لأهل المدينة وغيرها-: من البلاد التي هو فاكهتهم فيها.- وأنفعها للبدن: وإن كان من لم يعتده يسرع التعفن في جسده، ويتولد عنه دم ليس بمحمود، ويحدث في إكثاره منه صداع وسوداء، ويؤذي أسنانه، وإصلاحه بالسكنجبين ونحوه.

وفي فطر النبي صلى الله عليه وسلم من الصوم، عليه أو على التمر أو الماء، تدبير لطيف جدا. فإن الصوم يخلي المعدة من الغذاء: فلا تجد الكبد فيها ما تجذبه وترسله إلى القوى والأعضاء. والحلو أسرع شيء وصولا إلى الكبد، وأحبه إليها -ولا

سيما إن كان رطبا- فيشتد قبولها له، فتنتفع به هي والقوى. فإن لم يكن فالتمر: لحلاوته وتغذيته، فإن لم يكن فحسوات الماء: تطفئ لهيب المعدة وحرارة الصوم، فتنتبه بعده للطعام، وتأخذه بشهوة.

ريحان:

قال تعالى: {فأما إن كان من المقربين * فروح وريحان وجنت نعيم}. وقال تعالى: {والحب ذو العصف والريحان}.

وفي سنن ابن ماجه -من حديث أسامة رضي الله عنه، عن النبي صلى الله عليه وسلم بأنه قال: «ألا مشمر للجنة؛ فإن الجنة لا خطر لها. هي -ورب الكعبة-: نور يتلألأ، وريحانة تهتز، وقصر مشيد، ونهر مطرد، وثمرة نصيحة، وزوجة حسناء جميلة، وحلل كثيرة، ومقام في أبد في دار سليمة؛ وفاكهة وخضرة، وحبرة ونعمة، في محلة عالية بهية. قالوا: نعم يا رسول الله؛ نحن المشمرون لها. قال: قولوا إن شاء الله تعالى. فقال القوم: إن شاء الله».

الريحان: كل نبت طيب الريح. فكل أهل بلد يخصونه بشيء من ذلك: فأهل الغرب يخصونه بالآس، وهو الذي يعرفه العرب: من الريحان. وأهل العراق والشام يخصونه بالحبق.

فأما الآس، فمزاجه بارد في الأولى، يابس في الثانية. وهو -مع ذلك- مركب من قوى متضادة، والأكثر فيه الجوهر الأرضي البارد. وفيه شيء حار لطيف. وهو يجفف الرأس تجفيفا قويا. وأجزاؤه متقاربة القوة، وهي قوة قابضة حابسة من داخل وخارج معا.

وهو قاطع للإسهال الصفراوي، دافع للبخار الحار الرطب. إذا شم، مفرح للقلب تفريحا شديدا. وشمه مانع للوباء، وكذلك افتراشه في البيت.

ويبرئ الأورام الحادثة في الحالبين: إذا وضع عليها. وإذا دق ورقه وهو غض، وضرب بالخل، ووضع على الرأس-: يقطع الرعاف. وإذا سحق ورقه اليابس، ودر على

القروح ذوات الرطوبة-: نفعها. ويقوي الأعضاء الواهية: إذا ضمد به، وينفع داء الداحس. وإذا ذر على البثور والقروح التي في اليدين والرجلين: نفعها.

وإذا دلك به البدن: قطع العرق، ونشف الرطوبات الفضلية، وأذهب نتن الإبط. وإذا جلس في طبيخه: نفع من خروج المقعدة والرحم، ومن استرخاء المفاصل. وإذا صب على الكسور العظام التي لم تلتحم: نفعها.

ويجلو قشور الرأس وحروقه الرطبة وبثوره، ويمسك الشعر المتساقط ويسوده. وإذا دق ورقه وصب عليه ماء يسير، وخلط به شيء من زيت أو دهن الورد، وضمد به-: وافق القروح الرطبة، والنملة والحمرة، والأورام الحادة والشري والبواسير.

وحبه نافع من نفث الدم العارض في الصدر والرئة، دابع للمعدة. وليس بضار للصدر ولا الرئة: لجلاوته (في الأصل لحلاوته). وخاصيته: النفع من استطلاق البطن مع السعال. وذلك نادر في الأدوية. وهو مدر للبول، نافع من لذع المثانة، وعض الرتيلاء (تطلق على أنواع من الهوام كالذباب والعنكبوت) ولسع العقارب. والتخلل بعرقه مضر، فليحذر.

وأما الريحان الفارسي -الذي يسمى الحبق- فحار في أحد القولين. ينفع شمه من الصداع الحار: إذا رش عليه الماء؛ ويبرد ويرطب بالعرض. وبارد في الآخر. وهل هو رطب؟ أو يابس؟ على قولين. والصحيح: أن فيه من الطبائع الأربع. ويجلب النوم.

وبزره حابس للإسهال الصفراوي ومسكن للمغص، مقو للقلب، نافع للأمراض السوداوية.

رمان:

قال تعالى: {فيهما فاكهة ونخل ورمان}.

ويذكر عن ابن عباس. -موقوفا ومرفوعا-: «ما في زمان، من زمانكم هذا، إلا وهو ملقح بحبة من رمان الجنة». والموقوف أشبه. وذكر حرب وغيره، عن علي، أنه قال: «كلوا الرمان بشحمه؛ فإنه دابغ المعدة».

حلو الرمان حار رطب، جيد للمعدة، مقولها بما فيه: من قبض لطيف. نافع للحلق والصدر والرئة، جيد للسعال. وماؤه ملين للبطن، يغذو البدن غذاء فاضلا يسيرا، سريع التحلل: لرقته ولطاقته. ويولد حرارة يسيرة في المعدة وريحا. ولذلك يعين على الباه، ولا يصلح للمحمومين. وله خاصية عجيبة: إذا أكل بالخبز يمنعه من الفساد في المعدة.

وحامضه بارد يابس، قابض لطيف. ينفع المعدة الملتهبة، ويدر البول أكثر من غيره: من الرمان. ويسكن الصفراء، ويقطع الإسهال، ويمنع القيء، ويلطف الفضول، ويطفئ حرارة الكبد، ويقوي الأعضاء. نافع من الخفقان الصفراوي، والآلام العارضة للقلب وفم المعدة. ويقوي المعدة: ويدفع الفضول عنها، ويطفئ المرة الصفراء والدم.

وإذا استخرج ماؤه بشحمه، وطبخ بيسير من العسل حتى يصير كالمرهم، واكتحل به-: قطع الصفرة من العين، ونقاها من الرطوبات الغليظة وإذا لطم على اللثة: نفع من الأكلة العارضة لها. وإن استخرج ماؤها بشحمها: أطلق البدن، وأصدر الرطوبات العفنة المرية، ونفع من حميات الغب (أي المنقطعة التي تطرأ يوما وتنقطع آخر) المتطاولة.

وأما الرمان المز، فمتوسط طبعا وفعلا بين النوعين. وهذا أميل إلى لطافة الحامض قليلا. وحب الرمان مع العسل طلاء للداحس والقروح الخبيثة. وأقماعه للجراحات. قالوا: ومن ابتلع ثلاثة من جنبذ الرمان في كل سنة، أمن الرمد سنة كلها.

زيت:

قال تعالى: {يوقد من شجرة مباركة زيتونة لا شرقية ولا غربية يكاد زيتها يضيء ولو لم تمسسه نار}.

وفي الترمذي وابن ماجه -من حديث أبي هريرة رضي الله عنه، عن النبي صلى الله عليه وسلم- أنه قال: «كلوا الزيت وادهنوا به، فإنه من شجرة مباركة». وللبيهقي وابن ماجه أيضا، عن عبد الله بن عمر رضي الله عنهما، قال: قال رسول الله صلى الله عليه وسلم: «ائتدموا بالزيت وادهنوا به، فإنه من شجرة مباركة».

الزيت حار رطب في الأولى. وغلط من قال: يابس. والزيت بحسب زيتونه: فالمعتصر من النضيج أعدله وأجوده؛ ومن الفج فيه برودة ويبوسة؛ ومن الزيتون الأحمر متوسط بين الزيتين؛ ومن الأسود يسخن ويرطب باعتدال، وينفع من السموم، ويطلق البطن، ويخرج الدود. والعتيق منه أشد تسخينا وتحليلا. وما استخرج منه بالماء، فهو أقل حرارة وألطف، وأبلغ في النفع. وجميع أصنافه ملينة للبشرة، وتبطئ الشيب.

وماء الزيتون المالح يمنع من تنفط حرق النار، ويشد اللثة. وورقه ينفع من الحمرة والنملة والقروح الوسخة والشرى. ويمنع العرق. ومنافعه أضعاف ما ذكرناه.

زنجبيل:

قال تعالى: {ويسقون فيها كأسا كان مزاجها زنجبيلا} [سورة الإنسان: ٥].

وذكر أبو نعيم في كتاب الطب النبوي -من حديث أبي سعيد الخدري رضي الله عنه- قال: «أهدى ملك الروم إلى رسول الله صلى الله عليه وسلم جرة زنجبيل، فأطعم كل إنسان قطعة وأطعمني قطعة».

الزنجبيل حار في الثانية، رطب في الأولى. مسخن، معين على هضم الطعام، ملين للبطن تليينا معتدلا؛ نافع من سدد الكبد العارضة عن البرد والرطوبة، ومن ظلمة البصر الحادثة عن الرطوبة-: أكلا واكتحالا. معين على الجماع. وهو محلل للرياح الغليظة الحادثة في الأمعاء والمعدة.

وبالجملة: فهو صالح للكبد والمعدة الباردتي المزاج: وإذا أخذ منه مع السكر وزن درهمين بالماء الحار، أسهل فضولا لزجة لعابية. ويقع في المعجونات التي تحلل البلغم وتذيبه.

والمزي منه حار يابس، يهيج الجماع، ويزيد المني، ويسخن المعدة والكبد، ويعين على الاستمراء، وينشف البلغم الغالب على البدن، ويزيد في الحفظ، ويوافق برد الكبد والمعدة: يزيل بلتها الحادثة عن أكل الفاكهة. ويطيب النكهة، ويدفع به ضرر الأطعمة الغليظة الباردة.

سواك:

في الصحيحين -عنه صلى اللـه عليه وسلم-: «لولا أن أشق على أمتي: لأمرتهم بالسواك عند كل صلاة». وفيهما: «أنه صلى اللـه عليه وسلم كان إذا قام من الليل: يشوص فاه بالسواك». وفي صحيح البخاري -تعليقا عنه صلى اللـه عليه وسلم: «السواك مطهرة للفم، مرضاة للرب». وفي صحيح البخاري -تعليقا عنه صلى اللـه عليه وسلم-: «السواك مطهرة للفم، مرضاة للرب». وفي صحيح مسلم: «أنه صلى اللـه عليه وسلم كان إذا دخل بيته: بدأ بالسواك». والأحاديث فيه كثيرة.

وصح عنه: أنه استاك عند موته، وصح عنه أنه قال: لو أكثرت عليكم في السواك».

وأصلح ما اتخذ السواك: من خشب الأراك ونحوه. ولا ينبغي أن يؤخذ من شجرة مجهولة: فربما كانت سما. وينبغي القصد في استعماله. فإن بالغ فيه: فربما أذهب طلاوة الأسنان وصقالتها، وهيأها لقبول الأبخرة المتصاعدة من المعدة والأوساخ. ومتى استعمل باعتدال: جلى الأسنان، وقوى العمود، وأطلق اللسان، ومنع الحفر، وطيب النكهة، ونقى الدماغ، وشهى الطعام.

وأجوده ما استعمل مبلولا بماء الورد. ومن أنفعه: أصول الجوز، قال صاحب التيسير: «زعموا أنه إذا استاك به المستاك كل خامس من الأيام: نقى الرأس، وصفى الحواس، وأحد الذهن».

وفي السواك عدة منافع: يطيب الفم، ويشد اللثة، ويقطع البلغم، ويجلو البصر، ويذهب بالحفر، ويصح المعدة، ويصفي الصوت، ويعين على هضم الطعام، ويسهل مجاري الكلام، وينشط القراءة والذكر والصلاة؛ ويطرد النوم، ويرضي الرب، ويعجب الملائكة، ويكثر الحسنات.

ويستحب كل وقت. ويتأكد: عند الصلاة، والوضوء، والانتباه من النوم، وتغير رائحة الفم. ويستحب للمفطر والصائم في كل وقت: لعموم الأحاديث فيه، ولحاجة الصائم إليه، ولأنه مرضاة للرب؛ ومرضاته مطلوبة في الصوم أشد من طلبها في الفطر. ولأنه مطهرة للفم، والطهور للصائم من أفضل أعماله.

وفي السنن، عن عامر بن ربيعة رضي الله عنه، قال: «رأيت رسول الله صلى الله عليه وسلم مالا أحصي، يستاك: وهو صائم». وقال البخاري: قال ابن عمر: «يستاك أول النهار وآخره»..

سمن:

روى محمد بن جرير الطبري بإسناده -من حديث صهيب، يرفعه: «عليكم بألبان البقر: فإنها شفاء، وسمنها دواء، ولحومها داء». رواه أحمد بن الحسن الترمذي: حدثنا محمد بن موسى النسائي، حدثنا دفاع بن دغفل السدوسي، عن عبدالحميد ابن صيفي بن صهيب، عن أبيه، عن جده. ولا يثبت ما في هذا الإسناد.

والسمن حار رطب في الأولى. وفيه جلاء يسير، ولطافة، وتفشية للأورام الحادثة من الأبدان الناعمة. وهو أقوى من الزبد: في الإنضاج والتليين وذكر جالينوس: «أنه أبرأ الأورام الحادثة في الأذن، والأرنبة». وإذا دلك به موضع الأسنان: نبت سريعا.

وإذا خلط مع عسل ولوز مر: جلا ما في الصدر والرئة، والكيموسات الغليظة اللزجة. إلا أنه ضار بالمعدة: سيما إذا كان مزاج صاحبها بلغميا.

وأما سمن البقر والمعز، فإنه إذا شرب مع العسل: نفع من شرب السم القاتل، ومن لدغ الحيات والعقارب. وفي كتاب ابن السني، عن علي بن أبي طالب رضي اللـه عنه، قال: «لم يستشف الناس بشيء أفضل من السمن».

صلاة:

قال اللـه تعالى: {واستعينوا بالصبر والصلاة وإنها لكبيرة إلا على الخاشعين}. وقال: {ياأيها الذين آمنوا استعينوا بالصبر والصلاة إن اللـه مع الصابرين}. وقال تعالى: {وأمر أهلك بالصلاة واصطبر عليها لا نسألك رزقا نحن نرزقك والعاقبة للتقوى}.

وفي السنن: «كان رسول اللـه صلى اللـه عليه وسلم إذا حزبه أمر فزع إلى الصلاة»...

والصلاة: مجلبة للرزق، حافظة للصحة، دافعة للأذى، مطردة للأدواء، مقوية للقلب مبيضة للوجه، مفرحة للنفس، مذهبة للكسل، منشطة للجوارح، ممدة للقوى، شارحة للصدر، مغذية للروح، منورة للقلب؛ حافظة للنعمة، دافعة للنقمة، جالبة للبركة؛ مبعدة من الشيطان، مقربة من الرحمن.

وبالجملة: فلها تأثير عجيب في حفظ صحة البدن والقلب وقواهما، ودفع المواد الرديئة عنهما. وما ابتلى رجلا بعاهة أو داء أو محنة أو بلية، إلا كان حظ المصلي منهما أقل، وعاقبته أسلم.

وللصلاة تأثير عجيب: في دفع شرور الدنيا، ولا سيما إذا أعطيت حقها: من التكميل ظاهرا وباطنا. فما استدفعت شرور الدنيا والآخرة، والستجلبت مصالحهما -بمثل الصلاة. وسر ذلك: أن الصلاة صلة بالله عز وجل، وعلى قدر صلة العبد بربه

عز وجل، تفتح عليه من الخيرات أبوابها، وتقطع عنه من الشرور أسبابها؛ وتفيض عليه مواد التوفيق من ربه عز وجل. والعافية والصحة، والغنيمة والغنى، والراحة والنعيم، والأفراح والمسرات - كلها محضرة لديه، ومسارعة إليه.

صوم:

الصوم جنة من أدواء الروح والقلب والبدن؛ منافعه تفوت الإحصاء. وله تأثير عجيب: في حفظ الصحة، وإذابة الفضلات، وحبس النفس عن تناول مؤذياتها، ولا سيما: إذا كان باعتدال وقصد في أفضل أوقاته شرعا، وحاجة البدن إليه طبعا. ثم إن فيه: من إراحة القوى والأعضاء، -ما يحفظ عليها قواها. وفيه خاصية تقتضي إيثاره، وهي: تفريحه للقلب عاجلا وآجلا. وهو أنفع شيء لأصحاب الأمزجة الباردة والرطبة، وله تأثير عظيم: في حفظ صحتهم.

وهو يدخل في الأدوية الروحانية والطبيعية. وإذا راعى الصائم فيه ما ينبغي مراعاته طبعا وشرعا: عظم انتفاع قلبه وبدنه به؛ وحبس عنه المواد الغريبة الفاسدة التي هو مستعد لها، وأزال المواد الرديئة الحاصلة بحسب كماله ونقصانه. ويحفظ الصائم مما ينبغي أن يتحفظ منه؛ ويعينه على قيامه بمقصود الصوم وسره وعلته الغائية. فإن القصد منه أمر آخر وراء ترك الطعام والشراب. وباعتبار ذلك الأمر، اختص من بين الأعمال: بأنه لله سبحانه. ولما كان وقاية وجنة بين العبد وبين ما يؤذي قلبه وبدنه عاجلا وآجلا، قال اللـه تعالى: {يا أيها الذين آمنوا كتب عليكم الصيام كما كتب على الذين من قبلكم لعلكم تتقون}. فأحد مقصودي الصيام: الجنة والوقاية؛ وهي حمية عظيمة النفع. والمقصود الآخر: اجتماع القلب والهم على اللـه تعالى، وتوفير قوى النفس على محابه وطاعته...

فاتحة الكتاب:

فاتحة الكتاب، وأم القرآن، والسبع المثاني، والشفاء التام، والدواء النافع، والرقية التامة، ومفتاح الغنى والفلاح، وحافظة القوة، ودافعة الهم والغم والخوف والحزن، لمن عرف مقدارها، وأعطاها حقها، وأحسن ترتيلها على دائه، وعرف وجه الاستشفاء والتداوي بها، والسر الذي لأجله كانت كذلك.

ولما وقع بعض الصحابة على ذلك، رقى بها اللديغ، فبرأ لوقته، فقال له النبي صلى الله عليه وسلم: «وما أدراك أنها رقية». متفق عليه: البخاري (٥٧٤٩) ومسلم (٢٢٠١/٦٦،٦٥).

ومن ساعده التوفيق، وأعين بنور البصيرة حتى وقف على أسرار هذه السورة، وما اشتملت عليه من التوحيد، ومعرفة الذات والأسماء والصفات والأفعال، وإثبات الشرع والقدر والمعاد، وتجريد توحيد الربوبية والإلهية، وكمال التوكل والتفويض إلى من له الأمر كله، وله الحمد كله، وبيده الخير كله، وإليه يرجع الأمر كله؛ والافتقار إليه في طلب الهداية التي هي أصل سعادة الدارين. وعلم ارتباط معانيها بجلب مصالحهما، ودفع مفاسدهما؛ وأن العافية (العاقبة) المطلقة التامة، والنعمة الكاملة؛ منوطة بها، موقوفة على التحقق بها. أغنته عن كثير من الأدوية والرقى، واستفتح بها من الخير أبوابه، ودفع بها من الشر أسبابه.

وهذا أمر يحتاج استحداث فطرة أخرى، وعقل آخر، وإيمان آخر.

وتالله: لا تجد مقالة فاسدة، ولا بدعة باطلة؛ إلا وفاتحة الكتاب متضمنة لردها وإبطالها، بأقرب طريق (طرق) وأصحها وأوضحها. ولا تجد بابا من أبواب المعارف الإلهية وأعمال القلوب وأدويتها من عللها وأسقامها؛ إلا وفي فاتحة الكتاب مفتاحه، وموضع الدلالة عليه. ولا منزلا من منازل السائرين إلى رب العالمين، إلا وبدايته ونهايته فيها.

ولعمر الله: إن شأنها لأعظم من ذلك، وهي فوق ذلك. وما تحقق عبد بها، واعتصم بها؛ وعقل عمن تكلم بها، وأنزلها شفاء تاما، وعصمة بالغة، ونورا مبينا: وفهمها وفهم لوازمها كما ينبغي – ووقع في بدعة ولا شرك، ولا أصابه مرض من أمراض القلوب إلا ألما غير مستقر.

هذا: وإنها المفتاح الأعظم لكنوز الأرض، كما أنها المفتاح لكنوز الجنة. ولكن: ليس كل واحد يحسن الفتح بهذا المفتاح. ولو أن طلاب الكنوز وقفوا على سر هذه السورة، وتحققوا بمعانيها، وركبوا لهذا المفتاح أسنانا، وأحسنوا الفتح به–: لوصلوا إلى تناول الكنوز من غير معاوق، ولا ممانع.

ولم نقل هذا مجازفة، ولا استعارة؛ بل حقيقة. ولكن: لله تعالى حكمة بالغة في إخفاء هذا السر عن نفوس أكثر العالمين، كما له حكمة بالغة في إخفاء كنوز الأرض عنهم. والكنوز المحجوبة قد استخدم عليها أرواح خبيثة شيطانية: تحول بين الإنس وبينها؛ ولا تقهرها إلا أرواح علوية شريفة، غالبة لها بحالها الإيماني: معها منه أسلحة لا تقوم لها الشياطين. وأكثر نفوس الناس ليست بهذه المثابة: فلا يقاوم تلك الأرواح، ولا يقهرها، ولا ينال من سلبها شيئا...

ملاحظة :

إن استشارة الطبيب الاختصاصي أمر ضروري في حالة المرض أو وجود أعراض تشير إليه. والثقافة والقـراءات الطبية هدفها التوعية نحو صحة أفضل وليس تولي مهمة العلاج والشفاء.

تم بحمد الـلـه

T0149282

Printed in the United States
By Bookmasters